JN127084

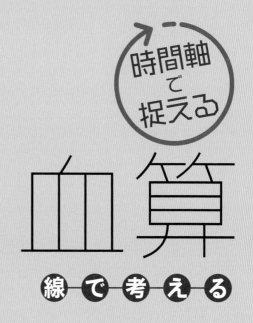

時間軸で捉える 血算

線で考える

岡田　定［著］

元 聖路加国際病院血液内科/人間ドック科
西崎クリニック

中外医学社

はじめに

手に取っていただいてありがとうございます.

本書『**時間軸で捉える血算～線で考える～**』は,「血算を線で考えよう」という新しい切り口の本です.

疾患は時間の経過とともに変化します. 血算もそれに応じて変化します. したがって, 疾患への対処も血算の解釈も, 時間軸の線を意識する必要があります.

本書は一般臨床医を読者対象にしています.

一般臨床医の視点で,「ある血算をみた時にどう解釈するのか」,「その疾患にどう対処すべきか」,「専門医に紹介すべきかどうか」について解説しています.

筆者は『誰も教えてくれなかった 血算の読み方・考え方』(医学書院) をはじめとして, いくつもの血算の本を上梓してきました. その多くは, 時間軸の一点で血算を解釈する本でした. 疾患の「病期」や「進行速度」によって,「血算がどのような変化をしてきたのか」,「今後どのように変化するのか」という動的な変化については, あまり言及しませんでした.

「疾患」と「血算」は, 一対一で固定したものではありません. 疾患は動的に変化し血算も動的に変化します. 本書は,「**疾患の変化による血算の動きを線で考えよう**」という試みです.

以下にAとBの白血球増加の例を示します. どちらも自覚症状はありません.

A: WBC 14,500/μL (骨髄球 0.5, 好中球 80.0, 好酸球 0.5, 好塩基球 3.5, リンパ球 12.0, 単球 3.5%), Hb 13.6 g/dL, PLT 30.7万/μL

B: WBC 14,400/μL (好中球 66.5, 好酸球 1.4, 好塩基球 0.5, リンパ球 27.1, 単球 4.5%), Hb 15.0 g/dL, PLT 23.9万/μL

AとBの血算は, 今後どのように変化すると思われますか.

Aは, 白血球も血小板も増加し続け, 数年後には致命傷になります. なぜなら, 今はCML (慢性骨髄性白血病) 慢性期の早期と考えられ, 未治療だと数年後には急性転化期になると予測されるからです (15頁, 74頁参照).

Ｂは，数年後も白血球分画正常で軽度の白血球増加のままだと予測されます．なぜなら，喫煙に伴う反応性の白血球増加症が疑われるからです（33頁参照）．

血算は，臨床検査のなかで最も基本的な検査です．日常診療に非常によく使われます．血算ですべての疾患が診断できるわけではありませんが，「血算が診断のキーになる疾患」は少なくありません．それでは，「血算が診断のキーになる疾患」とはどのような疾患でしょうか．

CHAPTER 1に，その「**血算が診断のキーになる疾患**」をまとめています．それらの疾患を「**緊急度・重症度**」と「**頻度**」によって，Ⅰ～Ⅳ象限の4種類に分類しています．「緊急度・重症度」が高い疾患と「頻度」が高い疾患が重要ですが，20症例について解説しています．時間軸の一点だけではなく，疾患の進行とともに，血算が経時的にどう変化するのかを図で解説しています．

疾患は常に動いています．時間の経過とともに，疾患の「病期」は進行し「進行速度」も変化します．それに応じて，血算も変化します．

CHAPTER 2では，「**病期**」と「**進行速度**」によって，「**血算の解釈と疾患の対処**」**がどう変わるか**について，9症例で解説しています．

疾患を診断するには，「病歴」，「身体所見」，「検査所見」を総合する必要があります．検査所見だけで，疾患を診断するわけではありません．それでは，どのような疾患でも，「検査所見」は「病歴」や「身体所見」と同程度の異常を示すのでしょうか．

検査所見の代表である「血算」の異常は，病歴の「症状」や「身体所見」の異常といつも相関するでしょうか．そんなことはありません．相関する時は多いでしょうが，明らかに乖離する時があります．

CHAPTER 3では，「**血算**」と「**症状・身体所見**」**とが乖離する疾患について解説しています**．症状・身体所見の異常が軽度なのに，血算の異常が高度な疾患があります．これらはとても見逃しやすい疾患です．その逆もあります．症状・身体所見の異常が高度なのに，血算の異常が軽度な疾患です．血算がどうであれ疾患は重症です．血算に騙されてはいけない疾患です．6症例について解説しています．

「血算を線で考えよう」というのは，「診断のなかに時間の次元を組み入れよう」

ということです．「3次元ではなく4次元で考えよう」ということです．本書の野心的な試みが，先生方の診療に少しなりともお役に立てればと存じます．

　最後に，本書のコンセプト作りからお世話になった中外医学社の桂 彰吾様，上村裕也様，長年勤務致しました聖路加国際病院の関係者の皆様に，この場をお借りして深謝申し上げます．

　　2020年 秋

元 聖路加国際病院血液内科 / 人間ドック科
西崎クリニック

岡田　定

目次

CHAPTER

1

血算が診断のキーになる疾患

はじめに

- **血算が診断のキーになる疾患は実に多い.**
- 血算が診断のキーになる疾患を,**「緊急度・重症度」**と**「頻度」**で分類すると, **図1** のように4種類に分けられる.

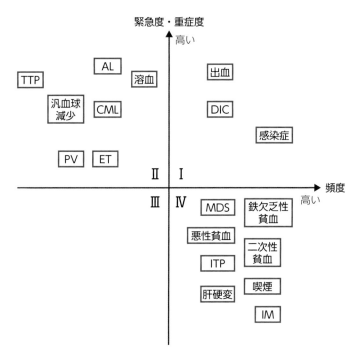

図1 血算がキーになる疾患(緊急度・重症度と頻度で分類)
DIC: 播種性血管内凝固症候群, AL: 急性白血病, CML: 慢性骨髄性白血病, TTP: 血栓性血小板減少性紫斑病, PV: 真性赤血球増加症, ET: 本態性血小板血症, MDS: 骨髄異形成症候群, ITP: 免疫性血小板減少症, IM: 伝染性単核球症

- I象限の疾患は,緊急度・重症度も頻度も高い. II象限の疾患は,緊急度・重症度は高いが頻度は低い. IV象限の疾患は,緊急度・重症度は低いが頻度は高い.
- 本書では,I象限,II象限,IV象限にある「血算がキーになる疾患」を取り上げ,緊急度・重症度・頻度の低いIII象限の疾患は取り上げない.
- 疾患は時間の経過とともに変化し,血算も変化する.そのため,血算の解釈,疾患への対処は,**時間軸の線で考える**必要がある.

JCOPY 498-22528

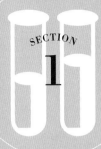

SECTION 1 I 象限の疾患
（緊急度・重症度も頻度も高い）

- よく経験する疾患だが，時間的余裕はなく，治療を急ぐ必要がある．
- 代表的な疾患は，**大量出血**，**DIC（播種性血管内凝固症候群）**，**重症感染症**である（**図2**）．

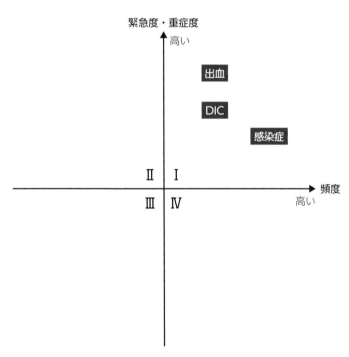

図2 緊急度・重症度も頻度も高い疾患

　それでは，実際の症例で，血算をどう解釈しどう対処するかを，**時間軸の線で考えてみよう**．

症例 1　66 歳女性　血小板減少　　出血傾向の原因は？

3 カ月前から腰痛あり. 他院の CT で多発性骨転移疑い. 口腔内に粘膜下出血,
全身に多発性の紫斑あり.
WBC 7,200/ μL (**骨髄球 1.5**, **後骨髄球 1.5**, 桿状核球 1.5, 分葉核球 61.5,
好酸球 0, 好塩基球 1.5, リンパ球 21.0, 単球 10.5%), Hb 11.4 g/dL,
MCV 83.4 fL, **PLT 7.7 万 / μL**

Q1　高度の出血傾向と血小板 7.7 万 / μL の減少がある. 診断は？

- DIC (disseminated intravascular coagulation: 播種性血管内凝固症候群).
- 血小板が 7.7 万 / μL と高度の減少ではないのに, 口腔内粘膜下出血や全身性の
  紫斑と高度の出血傾向がある. この出血傾向は, 血小板減少だけでは説明でき
  ない. 凝固・線溶系の異常も疑われる.
- 病歴から進行癌があると思われ, 進行癌が原因の DIC が疑われる.
- 骨髄球や後骨髄球は, 正常では末梢血に出現しない. これは, 癌の骨髄転移を疑
  わせる所見である.
- FDP 168.0 μg/mL (0~5.0), D ダイマー 13.0 μg/mL (~1.0) の高値が判
  明し, DIC と診断した. 精査により多発性の骨・骨髄転移 図3 を伴う胃癌と
  診断した.

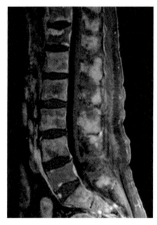

図3 胸腰椎 MRI
(岡田　定. 誰も教えてくれなかった 血算の読み方・
考え方. 医学書院; 2011. p.136)
胸腰椎から仙椎にかけてびまん性の骨硬化病変あり.

JCOPY 498-22528

Q2 放置するとどうなる？

- 骨と骨髄だけでなく全身への転移が進行し，疼痛はさらに進行する．
- DIC の悪化に伴い，出血傾向はさらに強くなり，致命的な出血を起こしうる．
- 血小板減少の進行，FDP・D ダイマーの上昇，骨髄球・後骨髄球の増加，貧血の進行を生じる **図4** ．

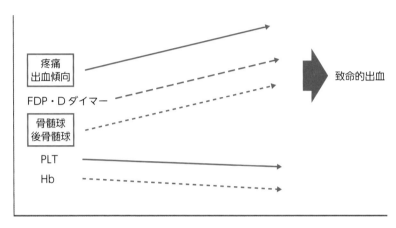

図4 放置した時の経時的変化

- DIC は，頻度が高く緊急度・重症度も高い病態である．

☑ DIC があれば，血小板減少で予想される以上の出血傾向を認める．

☑ 悪性腫瘍，重症感染症，白血病などの基礎疾患があり，血小板減少，FDP（D ダイマー）の高値があれば DIC を考える．

症例2 60歳女性 白血球増加 治療が遅れると大変！

1週間前から左腰痛があり，2日前から38℃台の発熱が出現．
左CVA（肋骨脊椎角）に圧痛あり．
WBC 13,300/μL（骨髄球0.5，桿状核球6.0，分葉核球79.0，好酸球0，好塩基球0.5，リンパ球8.0，単球6.0%），Hb 10.5 g/dL，MCV 93.0 fL，PLT 24.4万/μL，**CRP 22.09 mg/dL**，検尿で膿尿あり．

Q1 診断は？

- **急性腎盂腎炎**（acute pyelonephritis）.
- 発熱，CVAの圧痛を伴う腰痛，膿尿，CRP高値がある．白血球増加をみなくても，典型的な急性腎盂腎炎と診断できる．
- 細菌性感染症が重症になれば，白血球増加，好中球増加，左方移動（好中球の桿状核球が増加し，後骨髄球や骨髄球が出現する）を認める．

Q2 治療が遅れるとどうなる？

- **敗血症，さらには敗血症性ショックに陥る．**
- 感染症が超重症になったり，基礎疾患に骨髄不全があると，逆に白血球（好中球）は高度に減少する．
- 二次性貧血の進行，DIC合併による血小板減少も起こりうる **図5**．

JCOPY 498-22528

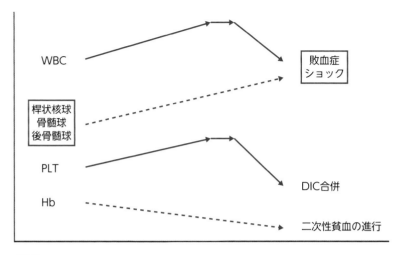

図5 治療が遅れた時の経時的変化

☑ 通常の細菌感染症では，白血球増加，好中球増加，左方移動，
二次性貧血，血小板増加をきたす．

☑ 超重症感染症では，白血球減少，DIC の合併で血小板減少を
きたす．

症例3 53歳男性　心窩部痛　貧血は軽いが

3日前から食後に心窩部痛あり．受診当日，通勤電車で立ち上がった時に，意識消失した．受診時は，意識清明，**血圧 105/72 mmHg，心拍数 120 回 / 分・整**，WBC 5,700/ μL，**Hb 10.8 g/dL**，MCV 92.0 fL，PLT 35.8 万 / μL

Q1　診断は？

- **消化管出血.**
- 病歴から上部消化管出血が疑われる．意識消失は，起立性低血圧による失神と考えられる．
- 直腸診を行うとタール便を認めた．
- ヘモグロビンは 10.8 g/dL と軽度の低下だが，血圧は 105/72 mmHg と低下し，心拍数は 120 回 / 分の頻脈を認める．1 L 以上の消化管出血が予測される．
- **急性出血がヘモグロビン低下に反映されるには，出血後 36～48 時間を要する．ヘモグロビン 10.8 g/dL の値は出血量をまだ反映していない．**
- 出血や溶血で赤血球が急速に失われると，本例では測定されていないが，Ret（網赤血球）が増加する．網赤血球は骨髄の赤血球造血の指標になる．

Q2　放置するとどうなる？

- **出血性ショックに陥る.**
- 活動性の出血が止まらなければ，さらなる頻脈，血圧低下をきたし，致命的なショックに陥る．網赤血球の増加やヘモグロビンの低下は，それらに遅れる（図6）．

JCOPY 498-22528

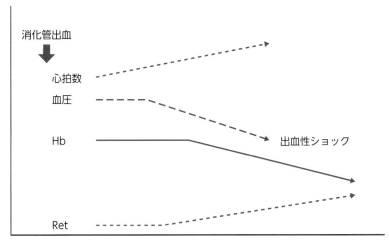

図6 消化管出血後の経時的変化

• 消化管出血は，頻度が高く緊急度・重症度も高い疾患である．

☑ 急性出血では，頻脈や血圧低下に遅れて，ヘモグロビンが低下する．

☑ 出血，溶血で赤血球が急速に失われると，網赤血球が増加する．

症例4 60歳女性　貧血　貧血の原因は？

数年前の健診で子宮筋腫を指摘，1カ月前から心窩部不快感，2週間前から労作時息切れあり．

WBC 7,300/μL，**Hb 7.2 g/dL**，**MCV 73.6 fL**，PLT 32.2万/μL

Q1 診断は？

- 鉄欠乏性貧血（iron deficiency anemia）を最も疑う．問題は鉄欠乏性貧血をきたした原因疾患である．
- 貧血の鑑別診断は，まず赤血球のサイズの指標であるMCV（平均赤血球容積）に注目する．
- MCVの基準値は90 fL前後であり，MCV＜80 fLなら小球性貧血，MCV 80〜100 fLなら正球性貧血，MCV＞100 fLなら大球性貧血と分類する **表1**．
- 本例は，ヘモグロビン7.2 g/dLの貧血があり，MCV 73.6 fLと小球性である．
- 小球性貧血の代表的疾患は，鉄欠乏性貧血である．
- 鉄欠乏性貧血の確定診断は，フェリチン低値（＜12 ng/mL）で行う．本例の

表1 MCVによる貧血の鑑別

（岡田 定. 誰も教えてくれなかった 血算の読み方・考え方. 医学書院; 2011. p.9より改変）

小球性貧血 （MCV＜80）	正球性貧血 （MCV 80〜100）	大球性貧血 （MCV＞100）
1）**鉄欠乏性貧血** 2）**二次性貧血** 　悪性腫瘍，感染症 　膠原病，肝疾患 　腎疾患，内分泌疾患 　低栄養，妊娠 3）サラセミア 4）鉄芽球性貧血	1）**出血性貧血** 2）溶血性貧血 3）骨髄低形成 　再生不良性貧血 　赤芽球癆 4）**二次性貧血** 5）白血病 6）骨髄異形成症候群 7）多発性骨髄腫	1）**巨赤芽球性貧血** 　ビタミンB12欠乏 　（悪性貧血，胃切除後） 　葉酸欠乏 2）肝疾患，甲状腺機能低下症 3）網赤血球増加 　急性出血，溶血性貧血 4）白血病 5）骨髄異形成症候群 6）抗腫瘍薬使用 7）アルコール多飲

フェリチンは 2.5 ng/mL と低値であった．鉄欠乏性貧血で間違いない．

Q2　60歳女性だが，鉄欠乏性貧血をきたした原因疾患は？

- **消化器癌からの慢性出血を疑う．**
- 女性の鉄欠乏性貧血の原因は，過多月経が多い．しかし，60歳女性は閉経後であり，子宮筋腫があっても貧血の原因とは考えにくい．
- 1カ月前から心窩部不快感もあり，消化器癌からの慢性出血による鉄欠乏性貧血が疑わしい．
- はたして，下部消化管内視鏡検査で，上行結腸に腸閉塞を起こしかけた全周性の大腸癌を認めた **図7** ．

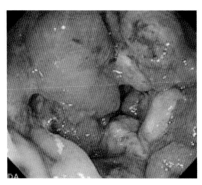

図7 下部消化管内視鏡
上行結腸に全周性の大腸癌を認める．

Q3　放置するとどうなる？

- **腸閉塞や大腸癌の転移を生じる．**
- 内視鏡所見からは，数週間以内の腸閉塞が予想された．
- 癌からの出血が続くと，まず正球性貧血が進行し，その後に鉄欠乏状態となり小球性貧血になる **図8** ．
- 本例は幸いに右半結腸切除術をすぐに施行し，事なきを得た．
- 鉄欠乏性貧血は，鉄剤の使用だけでなく，原因疾患の診断・治療が重要である．

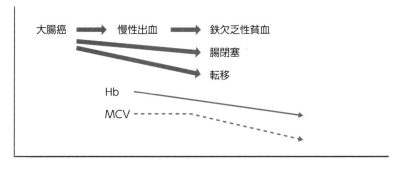

図8 症例 4 の経時的変化

• 消化器癌による鉄欠乏性貧血は，頻度が高く緊急度・重症度も高い疾患である．

POINT

☑ 貧血の鑑別は，まず赤血球サイズの指標である MCV で行う．MCV が，80 fL 以下なら小球性，80 〜 100 fL なら正球性，100 fL 以上なら大球性である．

☑ 小球性貧血（MCV < 80 fL）の代表的疾患は，鉄欠乏性貧血である．

☑ 鉄欠乏性貧血の診断は，フェリチン低値（< 12 ng/mL）で行う．

☑ 鉄欠乏性貧血は，原因疾患の診断・治療が重要である．

☑ 高齢者の鉄欠乏性貧血をみたら，消化器癌を疑う．

氷かじり

「私って氷が好きなんだ」と思って，毎日何度も密かに氷の塊をかじっている．そういう人がいるのをご存じですか．

「氷を無性にかじりたくなる」のを**氷食症（pagophagia）**といいますが，ある病気に特徴的な症状です．そうです，**鉄欠乏性貧血**です．異味症（pica）の一種です．冷たい物が好きというよりも，氷のような硬い塊をカリカリとかじりたくなるという奇妙な症状です．

外来の鉄欠乏性貧血の患者さんで調べたところ，患者さんの約14％に認めました．氷食症のない患者さんと比較すると，鉄欠乏性貧血はより重症で長い罹病期間でした．

高度の鉄欠乏性貧血のある患者さんにはいつも，「氷をカリカリとかじることはありませんか？」と尋ねることにしています．そうすると，「えー，どうしてそんなことがわかるんですか!?」と皆さん驚かれます．「どうして自分の秘密がバレてしまったのだろう？」というわけです．

鉄欠乏性貧血の患者さんに氷食症があることが判明して鉄剤を開始すると，氷食症は数日で消失します．数年間，あるいは10年以上続いていた「氷かじり」も，鉄剤を開始するとわずか数日間で消失してしまうのです．「あんなに好きだった氷が急にほしくなくなった」というわけです．またまたビックリなのです．

どうしてこんな奇妙な症状が生じるのかは，まだよくわかっていません．

SECTION 2

II 象限の疾患

（緊急度・重症度は高いが頻度は低い）

- 比較的稀な疾患だけに見逃しやすい．治療を急がないと致命傷になる．
- 代表的な疾患は，**急性溶血**，AL（**急性白血病**），CML（**慢性骨髄性白血病**），高度汎血球減少症，TTP（**血栓性血小板減少性紫斑病**），ET（**本態性血小板血症**），PV（**真性赤血球増加症**）などである 図9 ．

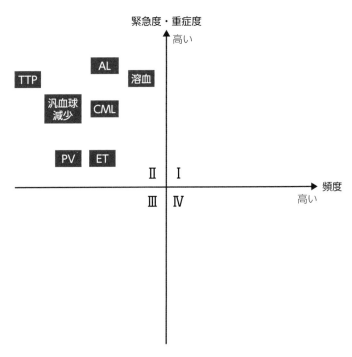

図9 緊急度・重症度は高いが頻度は低い疾患

　それでは，実際の症例で，血算をどう解釈しどう対処するかを，**時間軸の線で考えてみよう**．

JCOPY 498-22528

症例 1 **72歳男性　白血球増加　　見逃してはいけない！**

健診で白血球増加を指摘された．全身状態良好．

WBC 14,500/ μL（骨髄球 0.5，好中球 80.0，好酸球 0.5，**好塩基球 3.5，**
リンパ球 12.0，単球 3.5%），Hb 13.6 g/dL，PLT 30.7万/ μL

Q1　診断は？

- CML（chronic myelogenous leukemia：**慢性骨髄性白血病**）を疑う．**見逃してはいけない重大な疾患である．**
- 白血球 14,500/ μL と**白血球増加**があり，白血球分画をみると，**好中球が80.0%と増加しているだけでなく，骨髄球が0.5%と出現し，好塩基球が3.5%と明らかに増加**している．
- これらの所見，**特に好塩基球増加は，反応性の白血球増加症よりも，CML の方が考えやすい．**
- 本例のような血算を，時間軸のある一点だけで診断するのは危険である．
- 原因不明の白血球増加をみた場合，白血球分画に注目し，血算を経時的にフォローする必要がある．
- 白血球（好中球）増加をきたす疾患は，**表2** のように感染症以外にも様々ある．
- ほとんどの臨床医は，「白血球増加＝好中球増加」，「白血球増加＝何らかの感染症」と自動的に考えてしまう．そうすると，本例のような CML を容易に見逃すことになる．

表2 好中球増加（好中球＞ 8,000/μL）の疾患

（岡田 定. 誰も教えてくれなかった 血算の読み方・考え方. 医学書院; 2011. p.54 より改変）

- **急性感染症**
  局所的感染症（上気道炎，肺炎，髄膜炎，扁桃腺炎，腎盂腎炎，虫垂炎，膿瘍など）
  全身性感染症（敗血症など）
- 血管炎などの炎症性疾患
- 代謝性疾患
  尿毒症，アシドーシス，痛風発作など
- 中毒
  化学物質，薬剤
- 急性出血
- 急性溶血
- 造血器腫瘍
  1）骨髄増殖性腫瘍
  慢性骨髄性白血病，真性赤血球増加症，本態性血小板血症，原発性骨髄線維症，慢性好中球性白血病
  2）骨髄異形成 / 骨髄増殖性腫瘍
  慢性骨髄単球性白血病
- 組織壊死
  急性心筋梗塞，肺梗塞，手術，腫瘍壊死，火傷，壊疽など
- 生理的
  喫煙，運動，精神的ストレス，興奮，月経，出産など
- 薬剤
  G-CSF，ステロイド，エピネフリンなど

太字は頻度の高い疾患

Q2　放置するとどうなる？

- 白血球と血小板は進行性に増加し，貧血気味になる．白血球分画では，好塩基球や骨髄球，後骨髄球がさらに増加する．最悪の場合，CML は慢性期から急性転化期に移行する **図10**．
- 血算を経時的フォローすることが重要である．時間軸の線で変化を捉えることで，診断は容易になる．
- 本例は白血球がさらに増加した時点で，精査により CML と確定診断された．
- CML は，慢性期が 5 ～ 6 年間続くがその間は自覚症状に乏しい．移行期を経て急性転化期に至ると，急性白血病と同様の重篤な病態になる．
- 慢性期で治療すると高率に長期生存が期待できるが，急性転化を起こすと治療を

しても予後不良である.

- CML は比較的稀な疾患だが，放置すると致命傷になる重症度の高い疾患である. CML を疑えば，血液専門医に紹介しよう.

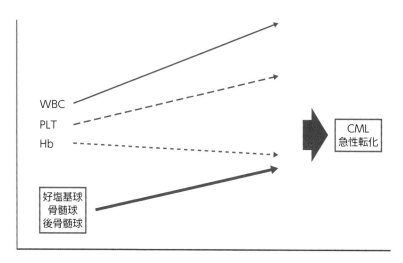

WBC
PLT
Hb

好塩基球
骨髄球
後骨髄球

CML
急性転化

図10 CML の経時的変化

☑ 白血球増加をみたら，白血球分画に注目する.
☑ 白血球分画で，好塩基球増加，骨髄球・後骨髄球出現があれば，CML を疑おう.

症例 2 **37 歳男性　白血球増加, 貧血, 血小板減少　　緊急性あり！**

1 カ月前から前胸部痛あり, 徐々に増強した. 微熱がある.
WBC 37,000/ μL, Hb 8.9 g/dL, PLT 2.9 万 / μL

Q1　診断は？

- 急性白血病（acute leukemia）を疑う. 緊急事態である.
- 白血球が 37,000/ μL と高度増加, ヘモグロビン 8.9 g/dL の貧血, 血小板 2.9
  万 / μL の高度減少は, 急性白血病に典型的である.
- 病歴からは, 白血球がこれほど増加するような重症感染症は否定的である.「白
  血球↑↑, ヘモグロビン↓, 血小板↓」は急性白血病が最も疑わしい.
- このような血算をみたら, すぐに血液専門医に紹介しよう.
- 後れて判明した白血球分画は, 骨髄球 1.5, リンパ球 3.0, 芽球 95.5%であり,
  骨髄検査で急性骨髄性白血病（AML: acute myelogenous leukemia）と診
  断された.
- 急性白血病は風邪とよく誤診される. 時に関節痛や骨痛の症状もある.

Q2　放置するとどうなる？

- 致命傷になる.
- 敗血症性ショック, DIC 合併による脳出血など致命的な病態が予測される
  図11 .
- 診断時すでに好中球 0/ μL であり, 敗血症など重症感染症のリスクは高い.
- 放置すると, 白血球（芽球）増加, 好中球減少, 貧血, 血小板減少が進行する.

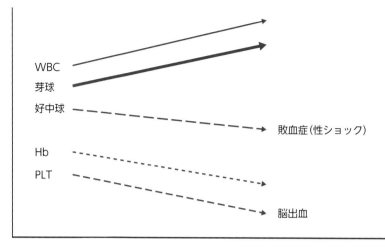

（図11）急性白血病の経時的変化

- 急性白血病は比較的稀な疾患だが，緊急度・重症度は高い．

☑「白血球↑↑，ヘモグロビン↓，血小板↓」をみたら，急性白血病を疑う．

☑急性白血病の診断・治療が遅れると，好中球高度減少に伴う敗血症性ショック，血小板減少やDIC合併による脳出血などで致命傷になる．

症例3 64 歳男性　貧血，黄疸　　診断は？

1 週間ほど前から倦怠感が強くなった.
WBC 9,200/ μL, **Hb 6.6 g/dL**, MCV 119.8 fL, **Ret 34.0%(52.7 万 / μL)**,
PLT 31.7 万 / μL, **T-Bil 3.0 mg/dL**, **D-Bil 0.9 mg/dL**, **LDH 1,384 U/L**

Q1　診断は？

- 溶血性貧血（hemolytic anemia）を疑う. 専門医に紹介すべき疾患である.
- ヘモグロビンが 6.6 g/dL と低下している. 骨髄での赤血球造血の指標になる**網赤血球が，34.0%（0.5〜2.0）と増加，絶対数でも 52.7 万 / μL と 10 万 μL 以上に増加している. 溶血を示す間接ビリルビンや LDH も増加している.** 典型的な溶血性貧血である.
- 赤血球のサイズの指標である MCV が 119.8 fL（＞100）と大球性になっているのは，通常の赤血球よりもサイズの大きい網赤血球が増加しているからである.
- 溶血を示す最も感度の高い所見は，ハプトグロビン低下である.
- 本例はハプトグロビンが 10mg/dL 以下と著減し，クームズテストが，直接，間接とも強陽性であり，**自己免疫性溶血性貧血**（AIHA: autoimmune hemolytic anemia）と診断した.

Q2　放置するとどうなる？

- **貧血が急激に進行して，多臓器不全，ショックを起こす** 図12 .
- 貧血の進行は急激であり，数日単位で致命傷になり得る.
- すぐに血液専門医に紹介すべきである.

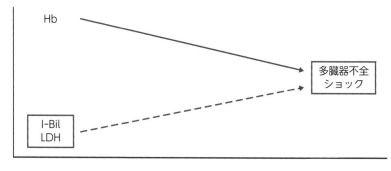

図12 溶血性貧血の経時的変化

・溶血性貧血は比較的稀な疾患だが, 緊急度・重症度は高い.

☑ 貧血, 網赤血球増加, 間接ビリルビン高値, LDH 高値をみたら, 溶血性貧血を疑う.

☑ 数日単位で急激に進行する溶血性貧血もあり, すぐに専門医に紹介する.

II象限の疾患（緊急度・重症度は高いが頻度は低い）

1-2

21

症例 4 **70 歳男性　汎血球増加症　　放置すると大変！**

2 年前に脳梗塞あり抗血小板薬を使用中. 汎血球増加症あり.

	4 年前	2 年前	1 年前	今回
WBC（/μL）	10,100	16,100	14,600	17,400
Hb（g/dL）	16.9	17.7	18.1	18.4
Ht（%）	49.5	52.9	55.6	60.5
MCV（fL）	91.5	84.1	80.2	77.0
PLT（万/μL）	33.3	51.9	45.9	62.6

Q1　診断は？

- **真性赤血球増加症（PV: polycythemia vera）を疑う. 専門医に紹介しよう.**
- 白血球, ヘモグロビン（ヘマトクリット）, 血小板の 3 血球系すべてが進行性に増加している. **進行性の汎血球増加症は, 真性赤血球増加症に特徴的**である.
- 「赤血球増加症」という名前がついているが, 白血球も血小板も増加する.
- MCV が 91.5 fL から 77.0 fL（<80）と小球性になっている. これは, 真性赤血球増加症では自律性（腫瘍性）の赤血球産生によって鉄欠乏状態になるからである.
- 貧血の指標には, 酸素運搬能に関係するヘモグロビンが使われる. 一方, 赤血球増加症の指標には, 血液粘稠度に関係するヘマトクリット（Ht）が使われる.
- 2 年前の時点で, ヘマトクリット 52.9%（39~49）, 血小板 51.9 万 / μL（14万~31 万）とすでに増加しており, これが脳梗塞の誘因になったと思われる.
- 本例は, 脾腫, エリスロポエチン低下, *JAK2* 遺伝子変異陽性であり, 真性赤血球増加症と確定診断された.

Q2　放置するとどうなる？

- **新たな脳梗塞や心筋梗塞を起こす.**
- 放置すると, 汎血球増加症がさらに進行して, ヘマトクリット増加による血液粘

稠度の増加と血小板増加により，血栓症や出血を起こしやすくなる **図13** ．

• 血液専門医への紹介が必要である．

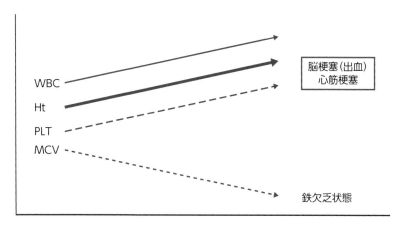

図13 真性赤血球増加症の経時的変化

• 真性赤血球増加症は比較的稀な疾患だが，緊急度・重症度は高い．

☑「汎血球増加症≒真性赤血球増加症」である．
☑ 真性赤血球増加症を放置すると，脳梗塞（出血）や心筋梗塞を
起こし得る．

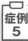

症例 5　47歳男性　血小板増加　放置すると危険！

1年前から手の指先のしびれあり．全身状態良好．
WBC 8,600/μL（好中球 59.5，好酸球 5.0，好塩基球 1.0，リンパ球 32.0，単球 2.5%），Hb 13.8 g/dL，**PLT 149.4万/μL**

Q1　診断は？

- **本態性血小板血症（ET: essential thrombocythemia）を疑う．専門医に紹介すべき疾患である．**
- 白血球，ヘモグロビンは正常だが，血小板は 149.4万/μL（14.9万ではない）と著明な高値を認める．
- 血小板増加症をきたす疾患には，**表3** のように様々なものがある．
- **100万/μL を超える著明な血小板増加**，血小板増加による末梢循環不全が原因と思われる手のしびれが1年も続く，反応性の血小板増加をきたす疾患は否定的，などから腫瘍性疾患である本態性血小板血症が最も疑わしい．
- 白血球増加はなく白血球分画もほぼ正常で，赤血球増加もないことから，**慢性骨髄性白血病，真性赤血球増加症などの他の腫瘍性疾患は否定的である．**

表3 血小板増加症をきたす疾患

（岡田 定．誰も教えてくれなかった 血算の読み方・考え方．医学書院; 2011. p.144 より改変）

反応性増加
　鉄欠乏性貧血，急性・慢性炎症性疾患，外傷・外科手術後，脾摘後，膠原病，悪性腫瘍，薬剤（エピネフリン，サイトカイン製剤）

生理的増加
　運動，妊娠，分娩

腫瘍性増加
　本態性血小板血症，慢性骨髄性白血病，真性赤血球増加症，原発性骨髄線維症，骨髄異形成症候群

下線があるのは比較的よくみられる疾患

JCOPY 498-22528

Q2 放置するとどうなる？

• 脳梗塞などの血栓症を起こす.
• 本態性血小板血症は腫瘍性疾患だが，きちんと治療すれば，予後良好な疾患である．しかし，血小板がさらに増加すると，脳梗塞などの血栓症は避けられない.

POINT

☑ 血小板単独の慢性的な進行性増加をみたら，本態性血小板血症を疑う.

症例 6　83歳男性　血小板減少，貧血　　診断が難しい

前胸部と下腿に点状出血あり.
WBC 4,800/ μL（骨髄球 0.5，後骨髄球 1.5，桿状核球 1.0，分葉核球 69.5，
好酸球 1.5，好塩基球 0，リンパ球 15.0，単球 11.0%），**Hb 9.5 g/dL,**
MCV 94.5 fL, Ret 2.31%（6.77 万 / μL），**PLT 0.3 万 / μL，破砕赤血球 1+,**
FDP 3.1 μg/mL, **I-Bil 10.8 mg/dL, LDH 810 U/L, クームズテスト陰性,**
BUN 36.7 mg/dL, Cr 0.79 mg/dL, **尿：蛋白 3+，潜血 3+**

Q1　プロブレムリストは？

・#1 高度血小板減少，#2 正球性貧血，#3 破砕赤血球，#4 間接ビリルビン
　高値，#5 LDH 高値，#6 腎障害（蛋白・血尿）.

Q2　正球性貧血，網赤血球軽度増加，間接ビリルビン・LDH 高値から，どのような貧血か？

・溶血性貧血を疑う. すぐに血液専門医に紹介しよう.
・クームズテストは陰性であり，自己免疫性溶血性貧血は否定的であった.

Q3　DIC の可能性は？

・FDP は 3.1 μg/mL と正常であり，DIC は否定的.
・高度血小板減少の原因は，DIC では説明できない.

Q4　高度血小板減少，溶血性貧血，腎障害，破砕赤血球から疑われる疾患は？

・血栓性血小板減少性紫斑病（TTP: thrombotic thrombocytopenic purpura）.
・TTP は，稀な疾患だが，きわめて緊急度・重症度が高く，見逃すと致命傷にな

JCOPY 498-22528

る.

- 専門医にすぐに紹介しよう.
- TTP の 5 徴候は，①溶血性貧血，②血小板減少，③腎障害，④発熱，⑤精神神経障害である.
- しかし，現実の TTP の多くは，溶血性貧血＋血小板減少±腎障害である．これに破砕赤血球を認めれば，TTP の可能性が高いと判断する.
- 腎障害が高度であれば，HUS（溶血性尿毒症症候群）も考えられる.
- 後に，ADAMTS13 活性 1.7％の低下と，ADAMTS13 インヒビター陽性が確認され，TTP と確定診断した.

Q5 溶血性貧血＋血小板減少±腎障害＋破砕赤血球が判明した時の治療は？

- 血漿交換.
- TTP の確定診断には ADAMTS13 活性低下や ADAMTS13 インヒビター陽性が必要だが，結果を待っていると，全身性血小板血栓が進行し数日単位で致命傷になる 図14 .
- TTP の疑いが濃厚ならば，緊急で血漿交換を行うべきである.
- 血漿交換が導入されないと，死亡率は 90％以上である.

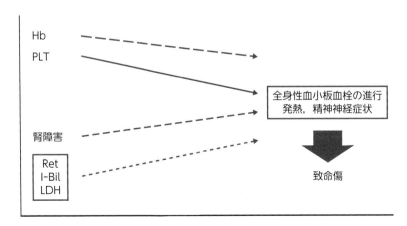

図14 TTP の経時的変化

☑ TTP の診断は難しい．しかも見逃すと致命傷になる．

☑ 診断のためには，①貧血→溶血性貧血→自己免疫性溶血性貧血の否定，②血小板減少→ DIC など他疾患の否定，③破砕赤血球の確認，がキーになる．

☑ 溶血性貧血や高度の血小板減少があれば，その時点で専門医に紹介しよう．

☑ 血漿交換が TTP の救命的な治療になる．

症例7　39歳女性　汎血球減少　緊急性あり！

1カ月前から全身倦怠感，ふらつきがあり，徐々に進行した．

WBC 1,200/μL（好中球 8.0，好酸球 1.0，好塩基球 0，リンパ球 85.5，単球 5.5%），**Hb 6.3 g/dL**，MCV 83.8 fL，Ret 0.8%，**PLT 1.7万/μL**

表4　汎血球減少症をきたす疾患

（岡田 定. 誰も教えてくれなかった 血算の読み方・考え方. 医学書院; 2011. p.152 より改変）

〈頻度の高い疾患〉
　非骨髄疾患（骨髄検査で診断できない疾患）
　　• 慢性肝疾患（特に肝硬変）
　骨髄疾患
　　• 骨髄異形成症候群（MDS）

〈比較的頻度の高い疾患〉
　非骨髄疾患（骨髄検査で診断できない疾患）
　　• 薬剤性
　　• 感染症（粟粒結核，全身性真菌症，重症敗血症，ウイルス感染症，マラリア）
　　• 全身性エリテマトーデス（SLE）
　　• 播種性血管内凝固症候群（DIC）
　　• アルコール多飲
　骨髄疾患
　　• 再生不良性貧血
　　• 急性白血病（特に急性前骨髄球性白血病：APL）
　　• ビタミン B_{12} 欠乏性貧血（悪性貧血と胃切除後貧血）
　　• がんの骨髄転移

〈稀な疾患〉
　非骨髄疾患（骨髄検査で診断できない疾患）
　　• 特発性門脈圧亢進症（脾機能亢進症）
　　• 発作性夜間ヘモグロビン尿症（PNH）
　　• 銅欠乏症
　骨髄疾患
　　• 血球貪食症候群
　　• 骨髄の他の細胞による置換（骨髄線維症，多発性骨髄腫，悪性リンパ腫，サルコイドーシス）

Q1 白血球 1,200/μL, ヘモグロビン 6.3 g/dL, 血小板 1.7 万 / μL と高度の汎血球減少症を認める. 鑑別疾患は？

- **再生不良性貧血, 急性白血病, MDS（骨髄異形成症候群）** など.
- 汎血球減少症をきたす疾患は, **表4** のように様々あるが, 高度の汎血球減少症では上記の骨髄疾患の可能性が高い.
- 比較的若い女性であり, MDS よりも再生不良性貧血や急性白血病が疑わしい.
- 白血球分画に芽球がみられないので, 急性白血病よりも再生不良性貧血の方が疑わしい. ただし, 急性白血病も否定はできない.
- いずれにしろ, 血液専門医に紹介しよう.
- 骨髄検査で**最重症型の再生不良性貧血**（aplastic anemia）と診断された.

Q2 放置するとどうなる？

- **致命傷になる.**
- 好中球減少の進行による肺炎や敗血症（性ショック）, 重症貧血, 血小板減少の進行による高度の出血傾向などで致命傷になりうる **図15** .
- 好中球 96/μL（1,200×8.0%）と高度の好中球減少が, 最も重大である.

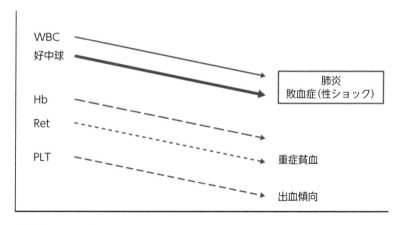

図15 再生不良性貧血の経時的変化

- 高度の汎血球減少症は, 稀な病態だが, 緊急度・重症度が高い.

POINT

☑ 高度の汎血球減少症は，骨髄疾患の再生不良性貧血，急性白血病，MDS の可能性が高い．

☑ 汎血球減少症の中でも，高度の好中球減少が最も重大である．

31

IV象限の疾患
（緊急度・重症度は低いが頻度は高い）

- よく経験する疾患であり，時間的余裕もある．
- 代表的な疾患は，**鉄欠乏性貧血，二次性貧血，ビタミン B12 欠乏性貧血，ITP（免疫性血小板減少症），MDS（骨髄異形成症候群），IM（伝染性単核球症），喫煙，肝硬変**である **図16** ．

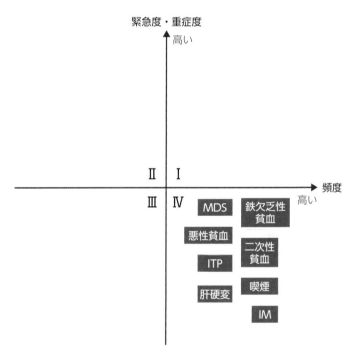

図16 緊急度・重症度は低いが頻度は高い疾患

　それでは，実際の症例で，血算をどう解釈しどう対処するかを，**時間軸の線で考えてみよう**．

JCOPY 498-22528

症例 1 **56 歳男性　白血球増加　　よく見かける疾患**

毎年の人間ドックで白血球増加を指摘される．全身状態良好．

WBC 14,400/ μL（好中球 66.5，好酸球 1.4，好塩基球 0.5，リンパ球 27.1，単球 4.5%），Hb 15.0 g/dL，PLT 23.9 万 / μL

Q1　診断は？

- **反応性白血球増加症**が疑われる．

- 白血球は 14,400/ μL と明らかに増加しているが，**好中球，好酸球，好塩基球，リンパ球，単球の％は正常**である．毎年の人間ドックで白血球増加を指摘されることから，**数年来，軽度の白血球増加が同じように続いている**と思われる **（図17）**.

- これらの所見は，反応性の白血球増加症，特に**喫煙による白血球増加症**に特徴的である．

    Higuchi T, et al. Current cigarette smoking is a reversible cause of elevated white blood cell count: Cross-sectional and longitudinal studies . Prev Med Rep. 2016; 4: 417-22.

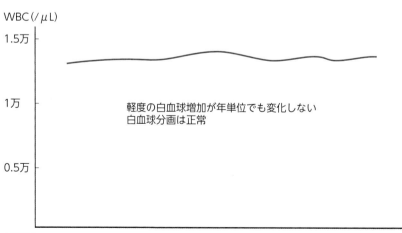

図17 喫煙による白血球増加症の経時的変化

- 本例でも，20 本×30 年間の喫煙歴を認めた.
- 喫煙による白血球増加症は，緊急度・重症度は低いが，ありふれた病態である.
- 白血球（好中球）増加をきたす疾患は，**表5** のように様々なものがある.
- 慢性の白血球増加で最も見逃してはいけない疾患は，CML（慢性骨髄性白血病）である.
- **喫煙による白血球増加症とは異なり，CML では，白血球は進行性に増加し，好塩基球や骨髄球，後骨髄球が増加する.**
- 本例の血算の所見は CML とは異なるが，もし「CML は否定できない」と思えば，躊躇なく血液専門医に紹介すべきである.

表5 好中球増加（好中球> 8,000/μL）の疾患

(岡田 定. 誰も教えてくれなかった 血算の読み方・考え方. 医学書院; 2011. p.54 より改変)

- **急性感染症**
  局所的感染症（上気道炎，肺炎，髄膜炎，扁桃腺炎，腎盂腎炎，虫垂炎，膿瘍など）
  全身性感染症（敗血症など）
- 血管炎などの炎症性疾患
- 代謝性疾患
  尿毒症，アシドーシス，痛風発作など
- 中毒
  化学物質，薬剤
- 急性出血
- 急性溶血
- 造血器腫瘍
  1）骨髄増殖性腫瘍
  慢性骨髄性白血病，真性赤血球増加症，本態性血小板血症，原発性骨髄線維症，慢性好中球性白血病
  2）骨髄異形成 / 骨髄増殖性腫瘍
  慢性骨髄単球性白血病
- 組織壊死
  急性心筋梗塞，肺梗塞，手術，腫瘍壊死，火傷，壊疽など
- 生理的
  喫煙，運動，精神的ストレス，興奮，月経，出産など
- 薬剤
  G-CSF，ステロイド，エピネフリンなど

太字は頻度の高い疾患

Q2 治療は？

• **禁煙**に尽きる.

• ところが禁煙を成功させるのはかなり難しい. 筆者は,「白血球増加の原因は白血病ではなくタバコだと思います. 白血球増加はタバコの害で体が悲鳴を上げているサインです. 今回がよい機会ですから, ぜひ, 禁煙しましょう」のように話している.

• 幸いに, 本例では禁煙が成功した. 1年後の白血球は 9,000/ μL と改善した.

☑ 慢性の白血球増加症で白血球分画正常なら, 喫煙による白血球増加症を疑う.

☑ CML が否定できなければ, 血液専門医に紹介する.

Column 2　禁煙指導

　筆者は 30 数年間の血液内科に続いて，宿泊人間ドックを 4 年間担当しました．ドックでは喫煙者に対して何度も禁煙指導を行いました．
　ここに，28 歳男性の滝沢さん（仮名）に行った禁煙指導をご紹介します．

　「白血球が少し増えているのと，胸部 CT で肺嚢胞といって肺に小さな穴があいている（画像を見てもらいながら）のが問題です．どちらも原因は同じですが，何かおわかりですか」
　「いえ，わかりません」
　「タバコですよ．滝沢さんは，18 歳から 28 歳の今まで毎日 60 本もタバコを喫っておられるでしょう．これは大問題です．白血球が増えているのも肺嚢胞ができているのもタバコが原因なんですよ」
　「そうなんですか」

　滝沢さんは，「タバコは体によくない」と漠然と思っておられただけで，「タバコは，自分の人生を変えてしまうような最悪の生活習慣だ」という自覚はありませんでした．

　「滝沢さんにとって最も大きな健康問題は，タバコです．タバコを喫っていると**がんになりやすい**ことは知っておられるでしょう．このままタバコを続ければ，高い確率でがんになりますよ」
　「**動脈硬化**も一気に進んで，若くして**心筋梗塞や脳梗塞**にもなりやすいですよ．タバコは一般的には寿命を 10 年短くしますが，滝沢さんの場合は 1 日 60 本ととても多いし，肥満症もあるので，悪くすれば 10 年以内に 30 歳代で，心筋梗塞になるかもしれません．それで命を落とすことだってあるんですよ．」
　「街中で酸素を吸いながら歩いている人を見かけたことがあるでしょう．あれは，タバコによる**肺気腫**が原因なんです．タバコによって肺が壊されたからなんですよ．胸部 CT でみられた肺嚢胞というのは，その肺気腫がもう

JCOPY 498-22528

始まっているという証拠なんですよ」

「**白血球が多いのは**，滝沢さんは感じておられないかもしれませんが，**タバコによって体が悲鳴を上げているサイン**なんですよ」

滝沢さんは「そんな話は初めて聞いた」という感じで，表情は急に真剣になりました．

「でも今から禁煙すれば，このプリントに書いてあるように，体にいいことが次々と起こります（プリントを使って説明）．禁煙できれば，将来の滝沢さんの人生は全く変わります」

「今回，ドックを受けられたのは，今の健康状態をチェックしたいからでしょう．もしも何か病気があればそれを悪くなる前に治したいからでしょう．幸いに，今すぐ大きな問題になる病気は見つかりませんでした．でもこのドックを受けたことをきっかけに**禁煙できれば**，『**早期の肺癌を見つけて小さな手術で完全に治した**』，『**早期の食道癌を見つけて内視鏡で完全に治した**』のと同じだけの効果がある**ん**ですよ」

やっと「本気で禁煙しなければ」という気になられた様子でした．禁煙外来を紹介して，人間ドックの結果説明を終えたのでした．

症例 2　21歳女性　異型リンパ球増加　ありふれた疾患

3日前から発熱，咽頭痛，圧痛のある弾性軟の頸部リンパ節腫大あり．
WBC 6,600/ μL（好中球 23.0，好酸球 2.0，好塩基球 0，リンパ球 25.0，
単球 5.0，**異型リンパ球 45.0%**），Hb 11.8 g/dL，PLT 19.6万 / μL
AST 40 U/L，ALT 75 U/L，LDH 420 U/L

Q1　診断は？

- **伝染性単核球症（IM：infectious mononucleosis）を最も疑う．**
- 発熱，咽頭痛，圧痛のある弾性軟の頸部リンパ節腫大，異型リンパ球45％と増加，肝機能障害などの所見は，伝染性単核球症として典型的である．
- 緊急度・重症度は低いが，ありふれた疾患である．
- 伝染性単核球症の診断のきっかけとして，異型リンパ球の増加は重要である．
- 異型リンパ球が出現する原因は，ほとんどがウイルス感染症であり，他に重症感染症，自己免疫性疾患，薬剤性などがある．
- 異型リンパ球とは，腫瘍細胞ではなく反応性リンパ球である．
- **異型リンパ球が，数％なら通常のウイルス感染症，10％以上または 1,000/ μL 以上なら伝染性単核球症（急性 EB ウイルス感染症）や急性 CMV 感染症を疑う．**
- 本例の EB ウイルスの抗体検査では，VCA-IgM 80倍と**陽性**，VCA-IgG 320倍と**陽性**，EBNA 10倍未満と**陰性**であり，EB ウイルスの初感染による伝染性単核球症と確定した．
- ちなみに，未感染であればすべての抗体は陰性になる．**既感染**であれば，**VCA-IgM 陰性，VCA-IgG 陽性，EBNA 陽性**である．
- 抗体検査で診断は確定できるので，リンパ節生検は避けるべきである．

Q2　治療は？

- **対症療法だけ．**
- 発熱や疼痛に対して NSAIDs を使用するだけで，抗菌薬の適応は当然ない．

JCOPY 498-22528

☑ 異型リンパ球が，数％ならウイルス感染症，10％以上または 1,000/μL 以上なら伝染性単核球症を疑う．

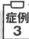

症例3 49歳女性　小球性貧血　きちんと治療しよう

健診で貧血を指摘された．軽度の易疲労感あり．
WBC 4,800/ μL，**Hb 9.3 g/dL**，**MCV 74.7 fL**，PLT 28.4 万 / μL

Q1 診断は？

- **鉄欠乏性貧血**（iron deficiency anemia）を最も疑う．
- ヘモグロビン 9.3 g/dL と明らかな貧血があり，MCV が 74.7 fL（<80）と小球性である．49 歳と月経のある女性であり，鉄欠乏性貧血が疑わしい．
- 確定診断は，フェリチンの測定である．フェリチンは 4.0 ng/mL（<12）と低値であり，鉄欠乏性貧血と確定診断した．
- 鉄欠乏性貧血は，緊急度・重症度は低いが，ありふれた疾患である．
- 本例の原因は子宮筋腫に伴う過多月経と考えられた．
- 治療は，鉄剤のフェロミア®を開始した．

Q2 1カ月後の時点で鉄剤を中止してよいか？

鉄剤を開始して 1 カ月が経過し，易疲労感は改善．
WBC 3,700/ μL，**Hb 11.8 g/dL**，**MCV 83.8 fL**，PLT 26.5 万 / μL

- No である．鉄剤を中止してはいけない．
- ヘモグロビンは 9.3 g/dL から 11.8 g/dL にまで改善し，MCV も 74.7 fL の小球性から 83.8 fL（80~100）の正球性になった．しかし，貯蔵鉄はまだ回復していない．
- 鉄剤は，貧血が消失から少なくとも 3 カ月間，通常，半年間は続ける必要がある．貧血が消失しても体内の貯蔵鉄は満たされていない．貧血消失後，3 カ月以上必要である．

Q3 6カ月後の時点で鉄剤を中止してよいか？

> 鉄剤を開始して6カ月が経過し，易疲労感は消失．
> WBC 4,200/ μL，Hb 12.3 g/dL，MCV 99.5 fL，PLT 20.7万/ μL

- 体内の貯蔵鉄の指標になるフェリチンが正常化（＞25 ng/mL）していれば，貯蔵鉄も正常化していると考えられ，中止可能である．
- ところが，この時点のフェリチンは12.3 ng/mL（＜25）とまだ低値だった．そこで，鉄剤をさらに5カ月続けた．フェリチンは50.6 ng/mL（25〜250）と正常化し，ようやく鉄剤を中止した **図18** ．
- 本例で通常よりも長期の鉄剤を必要としたのは，原因疾患の子宮筋腫に伴う過多月経のコントロールが困難だったからである．実臨床ではよく経験される．
- **鉄欠乏性貧血の治療とは，①貧血の改善，②原因疾患の検索と治療，③貯蔵鉄の正常化，である．**
- **鉄剤開始後の臨床所見の変化は，①症状の改善，②MCVの改善，③ヘモグロビンの改善，④フェリチンの改善の順に生じる．**
- ヘモグロビンは貧血の指標になるが，貯蔵鉄の指標にはならない．貯蔵鉄の指標になるのはフェリチンである．

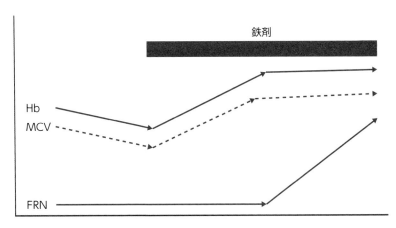

図18 鉄欠乏性貧血の鉄剤使用前後の経時的変化

☑ 貧血の鑑別は，まず赤血球サイズの指標である MCV で行う.

☑ 月経のある女性の小球性貧血なら，鉄欠乏性貧血を最も疑う.

☑ 鉄欠乏性貧血の確定診断は，フェリチン低値（< 12 ng/mL）で行う.

☑ 鉄剤を開始するだけでなく，鉄欠乏をきたした原因疾患の検索を行う.

☑ 鉄剤は，貧血が改善しても中止しない. 貯蔵鉄の指標であるフェリチンの正常化（> 25 ng/mL）を確認して中止する.

JCOPY 498-22528

潜在性鉄欠乏症

46 歳女性　何となくだるい
WBC 6,800/ μL, Hb 13.9 g/dL, MCV 82.7 fL, PLT 38.3 万 / μL,
フェリチン 9.1 ng/mL

　この患者さんに鉄剤の適応はあるでしょうか.

　答えは, Yes です. ヘモグロビンは 13.9 g/dL と正常で貧血はありません. フェリチンは, 体内の貯蔵鉄の指標ですが, 病院の女性の基準値は 4.0 〜 64.2 ng/mL で基準値内です. 貧血はなく, フェリチンは病院の基準値内. でも, 鉄剤の適応はあります.

　女性のフェリチンの基準値は, 全国どこの施設でも上記の 4.0 〜 64.2 ng/mL 前後を採用しています. しかし, 実はこの基準値は正しくないのです.

　日本鉄バイオサイエンス学会による基準値は, **男女とも 25 〜 250 ng/ mL** を採用しています. 12 〜 25 ng/mL は貯蔵鉄の減少, 12 ng/mL 以下は貯蔵鉄の枯渇という判断です.

　この患者さんのフェリチン 9.1 ng/mL は貯蔵鉄の枯渇状態なのです.

　「でも, フェリチンが低くても貧血がなければ, 鉄剤は不要でしょう」と思われますか. いいえ, そうではありません. 貧血がなくても潜在性鉄欠乏症（フェリチンが 15 ng/mL 以下）があると, 全身倦怠感などの症状を生じることがあり, 鉄剤を使用すれば症状が改善すると報告されているのです (Krayenbuehl PA, et al. Blood. 2011; 118: 3222-7).

　この報告では, ヘモグロビン 12.0 g/dL 以上, フェリチン 50 ng/mL 以下で, 全身倦怠感のある 18 歳以上の閉経前の女性 90 人を対象としています. 半数は鉄剤を静注し, 半数はプラセボを静注して, 全身倦怠感の改善度を調べています.

　結果は, フェリチンが 15 ng/mL 以下の対象者では, 鉄剤の静注群はプラセボ群と比較して有意に（P＝0.005）, 全身倦怠感の改善を認めたというのです.

　以上から，**貧血がなくても（ヘモグロビン 12.0 g/dL 以上でも），潜在性鉄欠乏症があれば（フェリチン 15 ng/mL 以下であれば），鉄剤による治療によって全身倦怠感が改善する**のです．

　鉄欠乏性貧血は日本人女性の約 1 割（およそ 600 万人）と推定されます．**潜在性鉄欠乏症**にいたっては，平成 21 年度の厚生労働省の国民健康・栄養調査によれば，**日本人女性の約 2 割（およそ 1,200 万人）**と推定されます．**この患者さんのように月経のある女性では実に約 4 割です．**

　フェリチンの基準値を決める母集団に鉄欠乏性貧血や潜在性鉄欠乏症の女性が多く含まれているために，女性のフェリチンの基準値が誤って低く設定されていると推測されます．

　潜在性鉄欠乏症の症状は，全身倦怠感だけでなく女性の多くの不定愁訴と重なります．鉄欠乏症はうつやパニック症候群の原因になることもあり，「うつやパニック症候群の多くは，食事療法と鉄剤の使用で改善する」という報告もあります．

　それでは，貧血もないのに潜在性鉄欠乏症だけで，全身倦怠感を生じるのはどうしてでしょうか．

　それは，鉄の体内での役割が，赤血球の構成成分だけではないからです．鉄は筋肉に存在するミオグロビンの成分にもなり，鉄欠乏があると筋力低下や疲労感を生じます．鉄は様々な酵素を活性化したり，酵素の構成成分にもなり，コラーゲン合成，エネルギー産生，神経伝達にも関わります．

　したがって，貧血がなくても鉄欠乏があると，筋力低下，疲労感，コラーゲンの劣化，エネルギー代謝の低下，神経伝達物質やホルモンの働きの低下をきたすことになります．セロトニン，ドーパミン，ノルアドレナリンの分泌の抑制によって，感情が不安定になることも推測されます．

　この患者さんには，フェロミア® 50mg/ 日を開始しました．1 カ月後，「鉄剤を始めてから，頭がすっきりするようになりました．こんなにも違うものなのだとは思いませんでした」と感謝されました．Hb は 14.1 g/dL と同様でしたが，フェリチンは 9.1 ng/mL から 19.7 ng/mL まで増加していました．

　4 カ月後，Hb 15.6 g/dL，フェリチン 41.2 ng/mL となり，ようやく鉄剤を中止しました．

JCOPY 498-22528

症例 4 76歳男性　大球性貧血　診断は？

8カ月前に貧血を指摘され，一時的に鉄剤を使用した．2カ月前から食欲低下，味覚障害，3kgの体重減少あり．胃切除の既往はない．

8カ月前: **Hb 10.1 g/dL, MCV 120.7 fL**

今回: WBC 4,600/μL, **Hb 9.4 g/dL, MCV 129.8 fL**, PLT 19.4万/μL

Q1 診断は？

- **悪性貧血（pernicious anemia）を最も疑う．**
- 悪性貧血とは，抗内因子抗体による内因子欠乏が原因のビタミンB_{12}欠乏性貧血である．
- **MCVが120.7 fL（＞120）のような高度大球性貧血では，悪性貧血か胃切除後のビタミンB_{12}欠乏性貧血が多い．**
- 胃切除の既往はなく，悪性貧血が疑わしい．
- ビタミンB_{12}は97 pg/mL（233〜914）と低下しており，悪性貧血と確定した．
- ビタミンB_{12}欠乏により，Hunter舌炎に伴う味覚障害を生じる．味覚障害・食欲不振から，体重減少も多い．
- **貧血＋体重減少から消化器癌とよく間違われる．貧血の原因が消化器癌からの慢性出血なら，鉄欠乏性貧血で小球性貧血になる．**
- それほど緊急度・重症度は高くはないが，高齢者では稀ではない疾患である．

Q2 治療は？

- **ビタミンB_{12}製剤の筋注．**
- ビタミンB_{12}製剤の非経口的投与が原則だが，経口のビタミンB_{12}製剤でも有効である．
- 本例では一時的に鉄剤が投与されていたが，無効であり，副作用もあった．
- メチコバール®の筋注を開始したところ，1カ月で貧血は消失し，2カ月で体重も元に戻った **図19**．

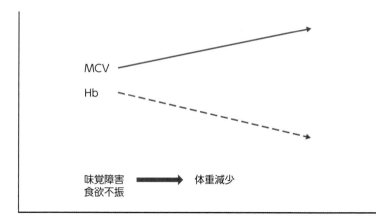

図 19 ビタミン B12 欠乏性貧血の経時的変化

☑ 高度大球性貧血（MCV > 120 fL）をみたら，まず悪性貧血か胃切除後のビタミン B12 欠乏性貧血を疑う．

☑ 体重減少を伴うビタミン B12 欠乏性貧血は，消化器癌とよく間違われる．

JCOPY 498-22528

症例5　70歳男性　正球性貧血　貧血の原因は？

半年前から両側の肩, 首の疼痛があり, 臥位からの起き上がりが困難な状態. 貧血も進行した.

WBC 12,100/ μL（分画正常）, Hb 10.3 g/dL, MCV 85.7 fL, PLT 39.0 万/ μL, CRP 14.05 mg/dL, 血沈 76 mm/ 時

Q1　診断は？

- リウマチ性多発筋痛症（PMR: polymyalgia rheumatica）を疑う.
- 70歳の高齢男性, 肩・首の痛みが6カ月（1カ月以上）持続, 臥位からの起き上がりも困難, CRP・血沈高値などから, PMR が最も疑わしい.
- ヘモグロビン 10.3 g/dL, MCV 85.7 fL（80〜100）の正球性貧血は, PMR に伴う二次性貧血と考えられる.
- 二次性貧血の基礎疾患は, 悪性腫瘍, 感染症, 肝疾患, 腎疾患, 内分泌疾患, 膠原病, 低栄養など多彩であり, 原因疾患の診断は必ずしも容易ではない.
- 二次性貧血とは, 鉄欠乏の存在とは関係なく, 鉄を赤血球造血にうまく利用できないことによる貧血である. ACD（anemia of chronic disorders）ともいう.
- 二次性貧血では, 鉄欠乏性貧血と同様に血清鉄は低値になるが, 鉄欠乏性貧血とは異なり TIBC（総鉄結合能）は低値でフェリチンは高値になる.

Q2　治療は？

- ステロイド.
- プレドニン® 20 mg/ 日を開始したところ, 速やかに疼痛は改善し, CRP・血沈の正常化とともに, ヘモグロビンは1カ月後には12.7 g/dL まで改善した（図20）.
- 二次性貧血では血清鉄は低値になるが, 鉄欠乏性貧血の合併がなければ, 鉄剤は無効である.

1-3 Ⅳ象限の疾患（緊急度・重症度は低いが頻度は高い）

47

JCOPY 498-22528

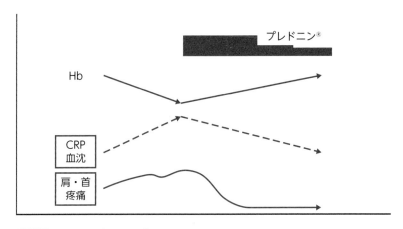

図 20 PMR のプレドニン®使用前後の経時的変化

☑ 基礎疾患があると，鉄が十分にあっても鉄の利用障害が起こり，二次性貧血を生じる．

☑ 二次性貧血の治療は，基礎疾患の治療である．

☑ 二次性貧血では，血清鉄は低値になるが，鉄剤は無効である．

症例6 80歳男性　正球性貧血　貧血の原因は？

16年前に胃癌で胃全摘術．5年前から軽度の貧血あり，徐々に進行．

5年前：WBC 4,900/μL，**Hb 11.0 g/dL**，**MCV 100.0 fL**，PLT 24.2万/μL

今回：WBC 4,600/μL，**Hb 8.3 g/dL**，**MCV 84.8 fL**，PLT 27.4万/μL

Q1 診断は？

- 胃切除後貧血（ビタミン B_{12} 欠乏性貧血＋鉄欠乏性貧血）．
- 胃を全摘するとビタミン B_{12} 欠乏性貧血あるいは鉄欠乏性貧血を生じる．
- ビタミン B_{12} 欠乏性貧血主体なら大球性貧血，鉄欠乏性貧血主体なら小球性貧血になる．実際は両者が合併していることも少なくなく，その場合は，正球性貧血にもなる．
- 5年前のヘモグロビン 11.0 g/dL，MCV 100.0 fL は，ビタミン B_{12} 欠乏性貧血主体のやや大球性貧血．今回のヘモグロビン 8.3 g/dL，MCV 84.8 fL は，鉄欠乏性貧血主体の正球性貧血である．
- 本例のビタミン B_{12} は 148 pg/mL（233〜914）と低下し，フェリチンも 6.0 ng/mL（25〜250）と低下しており，やはり両者の合併であった **図21** ．

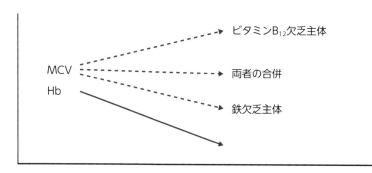

図21 胃切除後貧血の経時的変化

- ☑ 胃切除後は，ビタミン B_{12} 欠乏性貧血あるいは鉄欠乏性貧血を生じる．
- ☑ ビタミン B_{12} 欠乏性貧血主体なら大球性貧血，鉄欠乏性貧血主体なら小球性貧血になる．両者が合併すれば正球性貧血になる．

JCOPY 498-22528

症例7 31歳女性 血小板減少 よくある疾患

生来健康．1カ月前から，右腕から全身に点状出血と紫斑が出現，拡大した．
WBC 4,800/μL（分画正常），Hb 13.2 g/dL，**PLT 1.0 万 / μL**

表6 血小板減少症をきたす疾患

（岡田 定. 誰も教えてくれなかった 血算の読み方・考え方. 医学書院; 2011. p.124 より作成）

1）骨髄での産生低下
　　巨核球の低形成
　　　　　再生不良性貧血
　　　　　ウイルス感染症
　　　　　骨髄浸潤（癌の転移，急性白血病，骨髄異形成症候群など）
　　　　　抗癌剤や放射線照射の副作用
　　　　　先天性血小板減少症
　　無効造血
　　　　　巨赤芽球性貧血（ビタミンB$_{12}$または葉酸欠乏症）
　　　　　発作性夜間ヘモグロビン尿症（PNH）
　　　　　骨髄異形成症候群
2）末梢での破壊・消費の亢進
　　免疫学的機序
　　　　　免疫性血小板減少症（ITP）
　　　　　全身性エリテマトーデス（SLE）
　　　　　薬剤性血小板減少症（キニン，サルファ剤など）
　　　　　輸血後紫斑病
　　血栓性
　　　　　播種性血管内凝固症候群（DIC）
　　　　　ヘパリン起因性血小板減少症（HIT）
　　　　　抗リン脂質抗体症候群（APS）
　　　　　血栓性血小板減少性紫斑病（TTP）
　　　　　溶血性尿毒症症候群（HUS）
3）分布の異常（脾臓での貯蔵）
　　　　　肝硬変
　　　　　特発性門脈圧亢進症
4）その他
　　　　　EDTA依存性偽性血小板減少症
　　　　　大量出血による血小板喪失
　　　　　大量輸血による血小板希釈

下線のある疾患は比較的よくみられる

診断は？

- **免疫性血小板減少症（ITP: immune thrombocytopenia）を最も疑う.**
- 若い女性で**基礎疾患はなさそう**, **血小板 1.0 万 / μL の高度減少**, **白血球とヘモグロビンは正常**などの所見から, ITP が最も疑わしい.
- ITP はそれほど緊急度・重症度は高くないが, 稀ではない疾患である.
- 血液専門医に紹介しよう.
- ITP は 1 つの検査だけでは診断できない. 血小板減少をきたす **表6** にあるような他疾患を除外する必要がある.
- **血小板減少をきたす機序は, 主に 3 つである. ①骨髄での産生低下, ②末梢での破壊亢進, ③脾臓での貯蔵である.** ①作っていないか, ②作っても壊されるか, ③脾臓にプールされてしまうか, である. ITP は, ②の（免疫学的機序による）末梢での破壊亢進である.

POINT

☑ 血小板減少をきたす機序は 3 つである. ①骨髄での産生低下, ②末梢での破壊亢進, ③脾臓での貯蔵.

☑ 「血小板の高度減少, 白血球とヘモグロビンは正常」をみたら, まず ITP を疑う.

JCOPY 498-22528

Column 4

ITP に対するピロリ除菌

1977 年，当時 40 歳だった町田さん（仮名）は，月経過多と皮下出血があり，血液内科に受診されました．特発性血小板減少性紫斑病（ITP：最近では免疫性血小板減少症と言われます）と子宮筋腫と診断されています．

ITP に対してプレドニン®が開始されましたが，血小板は 1 万 / μL 前後から改善なく，過多月経により貧血が進行するようになりました．ステロイド不応性の ITP ということで，1985 年に脾臓および子宮の摘出術がなされました．

脾摘後は，プレドニン®は中止できたのですが，血小板 1 万 / μL 前後の高度の血小板減少が続いていました．ご本人の強い希望もあって，プレドニン®は再開することなく経過がみられていました．

1993 年，町田さんが 56 歳のとき，私が主治医になりました．町田さんの四肢，体幹にはいつも，いくつもの大きな紫斑があり，何とか血小板を増やす手立てはないかと悩んでいました．

ある時などは，「おしりをぶつけた！」ということで臀部を見せてもらうと，右臀部全体から大腿部までが真っ青になっていました．でも幸いなことに，大量の消化管出血や脳出血などの致命傷は免れていました．

当時も，ITP に対する様々な治療オプションはありましたが，ステロイド，脾摘，大量 γ グロブリンを除けば効果的な治療は見当たりませんでした．それでも，副作用の少なさそうな治療をいくつか試みていました．でもどれもが全く無効でした．町田さんの体から高度の紫斑が消える日はなかったのです．

2001 年，Blood 誌に報告された G. Emilia らによる ITP に対する *H.pylori* 除菌療法を目にしました．「ITP 患者で *H.pylori* 除菌に成功した 50％（6/12）で血小板が有意に増加し，5 人は 6 カ月以上血小板の再減少はなかった」というのです．

「ピロリ菌の除菌で ITP がよくなる！ そんなことがある？」にわかには信じ難い話だと思いました．でも，「たかがピロリ菌の除菌で血小板が増えるなら，そんないい話はない」と，ピロリ菌が陽性だった町田さんにこの治療

を試してみたのです.

除菌療法後, 血小板数は 2 週間で 0.9 万 / μL から 6.6 万 / μL まで一気に増加しました. 1 カ月後は 9.0 万 / μL でした.

血小板数が 6.6 万 / μL や 9.0 万 / μL というのは, 町田さんの過去 24 年間で一度もなかった夢のような数値でした. そして, 24 年間, 体中にまとわりついていた紫斑は嘘のように消えてしまいました.

ピロリ菌除菌後 20 年近く経過しても, 血小板は 6 万〜10 万 / μL のままで推移しました. ちなみに, ITP に対するピロリ菌除菌療法が保険適応になったのは, 町田さんに除菌療法をしてから何年も経ってからのことです.

24 年間の高度の血小板減少が, ピロリ菌の除菌一発で解決したのでした.

症例 8　**71歳女性　白血球減少, 血小板減少　診断は?**

健診で白血球減少と血小板減少を指摘された.

WBC 3,100/μL（好中球 52.2, 好酸球 1.5, 好塩基球 0.2, リンパ球 36.6, 単球 9.5%）, Hb 12.7 g/dL, **PLT 5.2万/μL, TP 7.4 g/dL, Alb 3.6 g/dL, AST 66 IU/L**, ALT 19 IU/L

Q1　診断は?

- 肝硬変（liver cirrhosis）を疑う.
- 白血球は 3,100/μL と軽度減少しているが, **好中球, 好酸球, 好塩基球, リンパ球, 単球の分画は正常**. 血小板は 5.2万/μL と明らかに減少. TP は 7.4 g/dL と正常で Alb が 3.6 g/dL と低下→グロブリンが増加. AST が 66 IU/L と増加. 以上の所見は肝硬変が最も疑わしい.
- **肝硬変→脾腫→脾機能亢進→汎血球減少（分画正常の白血球減少, 血小板減少）の病態が考えられる.**
- 本例の腹部 CT では, 肝表面の不整, 肝左葉の腫大と右葉の萎縮, 側副血行路の発達, 脾腫など, 肝硬変に典型的な所見を認めた 図22 .
- 血小板減少の機序は, 前述の 表6 の「分布の異常（脾臓での貯蔵）」になる.
- 血小板減少の原因が, 肝硬変や慢性肝炎であることは多い. 緊急度は高くないが, 見逃しやすい疾患である.

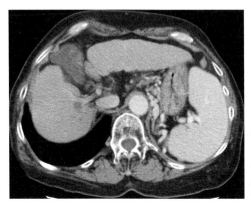

図22 腹部 CT

（岡田　定. 誰も教えてくれなかった 血算の読み方・考え方. 医学書院; 2011. p.154）
肝表面不整, 肝左葉腫大, 右葉萎縮,
側副血行路の発達, 脾腫がある.

右側：IV象限の疾患（緊急度・重症度は低いが頻度は高い）　1-3

Q2 放置するとどうなる？

- 汎血球減少症の進行，肝硬変の進行（肝不全，食道静脈瘤破裂，肝細胞癌）
（図23）.

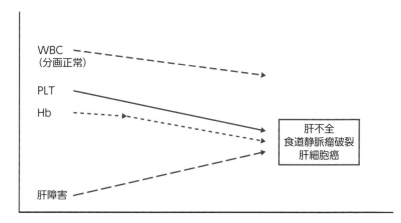

図23 肝硬変の経時的変化

☑ 血小板減少の原因として，肝硬変に伴う脾機能亢進症を見逃してはいけない.

☑ 脾機能亢進症では，白血球分画正常の汎血球減少症をきたしうる.

症例9 **84歳男性　汎血球減少　　高齢者に多い**

3年前に血小板減少を指摘され，その後，徐々に労作時息切れが進行．
WBC 3,100/μL（好中球 37.5，好酸球 1.0，好塩基球 1.0，リンパ球 54.0，
単球 6.0，**芽球 0.5%**），**Hb 8.8 g/dL**，**MCV 101.1 fL**，**PLT 3.5 万/μL**，
Ret 2.89%（8.84 万/μL）

Q1 白血球 3,100/μL，ヘモグロビン 8.8 g/dL，血小板 3.5 万/
μL の汎血球減少症を認める．診断は？

- **骨髄異形成症候群**（MDS: myelodysplastic syndrome）を最も疑う．
- 84歳と高齢者，数年単位で進行していると思われる汎血球減少症，好中球減少，芽球出現，網赤血球減少はない．以上の所見は MDS に典型的である．
- MDS と同じ骨髄疾患である再生不良性貧血や急性白血病も否定はできない．
- 再生不良性貧血では，芽球は出現しないし網赤血球は減少することが多い．
- 急性白血病では，数年単位ではなく数日〜数週間単位で進行することが多い．
- いずれにしろ，血液専門医に紹介しよう．
- 本例では，骨髄検査により典型的な血球形態異常と芽球 5.2%の増加，特徴的な染色体異常を認め，MDS と確定診断した．
- MDS は，高齢者には稀な疾患ではない．放置すると重症度の高い疾患になる．

Q2 放置するとどうなる？

- **致命傷になる．汎血球減少症の進行，時に白血病化を起こす．**
- 「汎血球減少症の進行，時に白血病化を起こす」ということは，好中球減少の進行による肺炎や敗血症（性ショック），重症貧血，血小板減少による出血などで，致命傷になる可能性がある **図24** ．

Ⅰ-3
Ⅳ象限の疾患（緊急度・重症度は低いが頻度は高い）

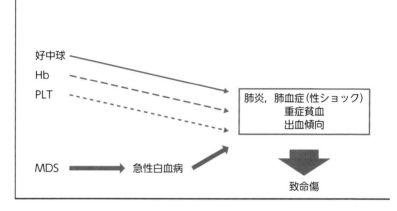

図24 MDS の経時的変化

☑ 高齢者の数カ月〜数年単位で進行する汎血球減少症では，まず MDS を疑う.

☑ MDS は，汎血球減少症が進行し，白血病に移行することもあり，特に好中球減少による重症感染症が致命傷になりうる.

JCOPY 498-22528

CHAPTER

2

疾患の
「病期と進行速度」と「血算」

はじめに

- 「疾患が決まれば，血算も決まる」というわけではない．
- 疾患は固定することなく動いている．時間の経過とともに，疾患の「病期」は進行し「進行速度」も変化する．それに応じて，血算も大きく変化する．
- **血算に限らず他の検査所見もそうだが，血算を時間軸の一点だけで解釈してはいけない．血算を時間軸の線で捉える必要がある．**
- 疾患への対処が「病期」と「進行速度」によって変わるように，**血算の解釈も，疾患の「病期」と「進行速度」に応じて変える必要がある．**
- 血算の解釈と疾患の対処を，疾患の「病期」と「進行速度」で分類すると，**図①** のように4種類に分けられる．

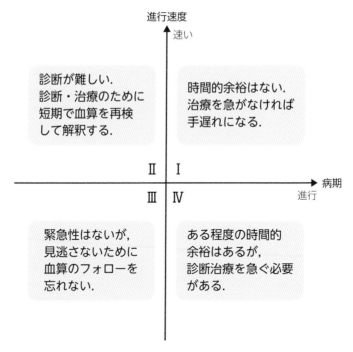

図① 血算の解釈と疾患の対処（病期と進行速度による分類）

I 象限の疾患（病期は進行期で進行速度も速い）

- 進行期急性白血病，進行期 MDS，CML 急性転化，大量出血，急性溶血，重症 DIC，高度血小板減少，高度貧血，高度白血球減少，重症感染症などである．
- 時間的余裕はなく，治療を急がなければ手遅れになる．

II 象限の疾患（病期は早期だが進行速度が速い）

- 早期感染症，早期急性白血病などである．
- 診断が難しく見逃しやすい．短期で血算を再検し，診断治療を急ぐ必要がある．

III 象限の疾患（病期は早期で進行速度も遅い）

- 早期 CML，早期 MDS，鉄欠乏性貧血，ビタミン B12 欠乏性貧血，早期 PV（真性赤血球増加症），早期 ET（本態性血小板血症）などである．
- 緊急性はないが，疾患を見逃しやすい．血算のフォローを忘れない．

IV 象限の疾患（病期は進行期だが進行速度は遅い）

- 慢性期 CML，出血，慢性溶血，長期の貧血，二次性貧血，ITP，早期 DIC，喫煙，肝硬変，進行期 PV，進行期 ET，偽性異常などである．
- ある程度の時間的余裕はある．確実な診断治療が必要である．

　それでは，実際の症例で，疾患の「病期」と「進行速度」に応じて，血算をどう解釈し疾患にどう対処するかを，**時間軸の線で考えてみよう**．
　1. 赤血球系，2. 白血球系，3. 血小板系，4. 汎血球系の順にみてみよう．

赤血球系

症例
1

31 歳女性　高度な貧血　　輸血の適応は？

数カ月前から微熱，全身倦怠感，下肢のむくみあり．階段で高度な息切れを自覚するようになり，独歩で救急外来を受診．

WBC 4,400/μL，**Hb 4.0 g/dL**，**MCV 63.9 fL**，PLT 33.9 万 / μL

胸部 X 線に異常なし

Q1　診断は？

- **鉄欠乏性貧血**（iron deficiency anemia）が最も疑われる．
- ヘモグロビン 4.0 g/dL と高度な貧血があり，MCV が 63.9 fL（<80）と高度小球性である．31 歳と月経のある女性であり，鉄欠乏性貧血が疑わしい．
- 確定診断は，フェリチンの測定である．後日判明したフェリチンは 5.4 ng/mL（<12）であり，やはり鉄欠乏性貧血だった．

Q2　救急外来に受診しているが，緊急で輸血する？

- No である．**緊急輸血の適応はない**．ヘモグロビン 4.0 g/dL の高度な貧血に目を奪われて，安易に輸血してはいけない．
- 労作時息切れはあるが，独歩で受診した若い女性である．心不全の徴候はなく，貧血の原因は鉄欠乏が疑わしい．鉄剤の使用だけで著明な改善が期待できる．
- 鉄欠乏性貧血やビタミン B12 欠乏性貧血など補充療法だけで貧血の改善が期待できる疾患では，原則として輸血の適応はない．
- 逆に言えば，貧血の原因が何であっても，心不全，ショックなど重篤な合併症が

あれば，緊急輸血が適応になる．

- ヘモグロビン 4.0 g/dL のような高度な鉄欠乏性貧血でも，鉄剤を開始すれば，数週間以内に症状は劇的に改善する．

Q3 病期と進行速度は？

- IV象限（病期は進行期で進行速度は遅い）と考えられる 図2 ．

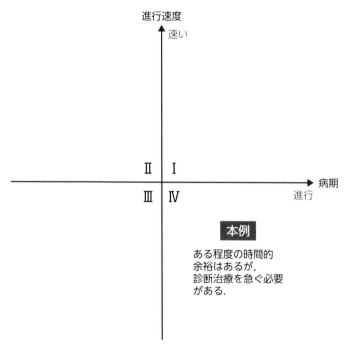

図2 IV象限の疾患の対処

- ヘモグロビン 4.0 g/dL の高度な貧血があり，鉄欠乏性貧血の病期はかなり進行している．これ以上進行すると生命の危機的な状態になる．しかし，貧血の進行速度は，病歴からはゆっくりだと判断される．
- ゆっくり進行する貧血では，体が高度な貧血に適応している．①心血管系が心拍出量を増やす．②ヘマトクリットが低下して末梢まで血液が到達する．③ヘモグロビン酸素飽和曲線が右にシフトして組織への酸素供給を保つ．

- したがって，ゆっくりと進行した貧血では，びっくりするほどの貧血があっても，症状は軽度なことが多い．ある程度の時間的余裕はある．

☑ 高度の貧血でもゆっくり進行した貧血なら，体は貧血に適応している．

☑ 鉄欠乏性貧血やビタミン B_{12} 欠乏性貧血など補充療法が有効な貧血では，心不全などの重篤な合併症がなければ，緊急輸血の適応はない．

☑ 鉄欠乏性貧血が進行すると，MCV もさらに低下する．

JCOPY 498-22528

症例2 | 81歳女性　骨髄異形成症候群　　貧血の原因は？

9年前に脳梗塞あり少量アスピリンを開始. 3年前に骨髄異形成症候群
（MDS: myelodysplastic syndrome）と診断され, 経口薬を継続中.

	3年前	2年前	1年前	今回
WBC（/μL）	2,300	2,500	2,800	2,400
Hb（g/dL）	10.3	9.0	8.8	6.8
MCV（fL）	93.3	90.1	89.2	86.8
PLT（万/μL）	10.6	10.5	7.3	10.2

Q1 ヘモグロビンは, 3年前10.3 g/dLから今回6.8 g/dLまで
低下している. MDSの病期は, Ⅲ象限からⅣ象限へと進行し
たのだろうか？ 図3

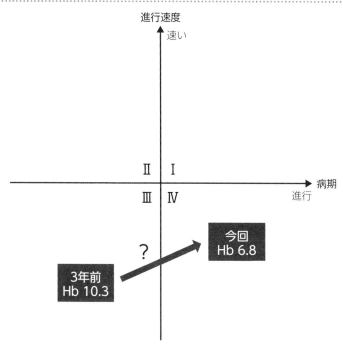

図3 MDSの病期の進行

赤血球系

2-1

- No である．**MDS がⅢ象限からⅣ象限に進行したとは言えない．**
- 貧血の進行からは，MDS の病期は進行したようにみえる．しかし，白血球と血小板は 3 年間ほぼ安定している．
- 貧血の進行については，MDS の進行とするには無理な点がある．
- MDS の貧血は正球性から大球性（MCV＞100）になることが多いが，本例のMCV は正球性（80〜100）であり，大球性になるどころか，93.3 fL から 86.8 fL へと小球性になりつつある．

Q2 貧血の原因は？

- **鉄欠乏性貧血**（iron deficiency anemia）**の合併**を考える．
- 小球性貧血の代表的疾患は鉄欠乏性貧血である．大球性貧血を示す MDS に小球性貧血を示す鉄欠乏性貧血が合併すれば，正球性貧血から小球性貧血に移行することになる．
- 本例では，鉄剤を開始することで，1 カ月後にヘモグロビン 12.1 g/dL，MCV 103.5 fL（**図4** の◎）になった．この数値は 3 年前の数値よりも高値だった．
- 以上から，MDS の病期の進行は否定的であり，3 年前から MDS に鉄欠乏性貧血が合併していた（**図4** の○）と考えられた．貧血が今回まで進行した（**図4** の●）のは，鉄欠乏性貧血の進行によるものと考えられる．

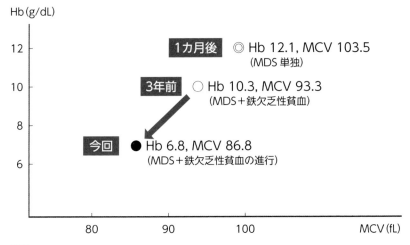

図4 MDS と鉄欠乏性貧血の合併

• 鉄欠乏性貧血の原因については，消化管内視鏡検査では明らかな出血源は認められなかったが，便潜血反応が陽性であり，慢性の消化管出血が原因と考えられた．脳梗塞の既往から少量アスピリンを使用していたことが誘因と思われた．

☑ 貧血の進行をみた時，原疾患（本例では MDS）の進行（増悪）が原因のこともあるが，他の疾患（本例では鉄欠乏性貧血）の合併が原因のこともある．

☑ 一般的に，MDS は正球性〜大球性貧血，鉄欠乏性貧血は小球性貧血になる．両者が合併すれば，正球性貧血にも小球性貧血にもなる．

☑ 抗血小板薬や抗凝固薬を使用している患者は多いが，消化管出血の原因になることは稀ではない．

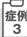
**症例
3** **29歳女性　高度な貧血　　輸血の適応は？**

1カ月前から労作時息切れ，ふらつきあり．歩行時に気が遠くなり，救急車でERに搬送された．意識清明，血圧116/60 mmHg，脈拍124/分，呼吸数18/分

WBC 5,600/μL，**Hb 2.6 g/dL**，MCV 134.3 fL，**Ret 17.9%**，PLT 26.9万/μL，T-Bil 5.7 mg/dL，D-Bil 5.2 mg/dL，LDH 454 U/L，胸部X線：心拡大（CTR 54%）

Q1　ヘモグロビン 2.6 g/dL と高度の貧血があるが，診断は？

- **溶血性貧血**（hemolytic anemia）を疑う．専門医にすぐに紹介すべきである．
- 骨髄での赤血球造血の指標になる**網赤血球が17.9%（0.5〜2.0）と増加し，溶血を示唆する間接ビリルビンやLDHも増加**している．溶血性貧血が疑わしい．
- MCVが134.3 fL（＞100）と高度大球性になっているのは，サイズの大きい網赤血球が増加しているからである．
- 溶血を示す最も感度の高いハプトグロビンは10mg/dL以下と著減し，クームズテストが直接，間接とも強陽性であった．
- 典型的な**自己免疫性溶血性貧血**（AIHA：autoimmune hemolytic anemia）である．

Q2　輸血の適応は？

- Yesである．緊急輸血の適応がある．
- ヘモグロビン 2.6 g/dL ときわめて高度な貧血があり，頻脈があり，心不全を生じている．緊急に輸血すべきである．
- ただし，AIHAはステロイドだけで改善する疾患であり，貧血が軽度で心不全やバイタルサインの異常がない場合は，輸血は適応にならない．

Q3 病期と進行速度は？

- I象限（病期は進行期で進行速度も速い）で緊急事態と考えられる.
- 輸血を含めてすぐに治療を開始しないと, 数時間～数日以内に, 高度な貧血により多臓器不全やショックを起こす.
- 1カ月前の症状が出現した頃は, III象限（病期は早期で進行速度も遅い）だったと思われるが, ここ1カ月で, III象限からI象限に移行している **図5** .

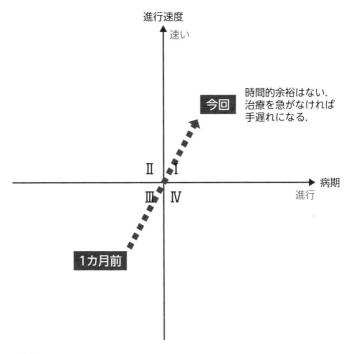

図5 AIHA のIII象限からI象限への移行

☑ 貧血, 網赤血球増加, 間接ビリルビン高値, LDH 高値をみたら, 溶血性貧血を疑う.

☑ 高度の貧血に伴うバイタルサインの異常や心不全があれば, 溶血性貧血でも緊急の輸血の適応である.

症例 1　45 歳男性　白血球減少，血小板減少　　どう対処する？

健診で白血球減少を指摘された．自覚症状はない．

WBC 1,700/ μL（好中球 41.0，好酸球 9.0，好塩基球 2.0，リンパ球 29.5，単球 17.0，**異型リンパ球 1.5%**），Hb 15.0 g/dL，**PLT 8.1 万 / μL**
CRP 0.49 mg/dL

Q1　診断は？

- ウイルス感染症を最も疑う．
- 白血球 1,700/ μL，好中球 697/ μL（1,700×41.0%）と減少，**異型リンパ球が 1.5%出現**，血小板が 8.1 万 / μL と減少，CRP が 0.49 mg/dL と軽度の増加．以上の所見で最もありそうなのは，何らかのウイルス感染症である．
- ただし，ウイルス感染症を思わせる症状はない．

Q2　もしウイルス感染症でなければ，どんな疾患か？

- **再生不良性貧血，骨髄異形成症候群（MDS），急性白血病，肝硬変など**
- 好中球減少をきたす疾患には，**表1** のようなものがある．特に見逃してはいけない疾患は，再生不良性貧血，MDS，急性白血病，肝硬変などである．

表1 好中球減少（好中球 < 1,500 μL）の主な疾患

（岡田　定. 誰も教えてくれなかった 血算の読み方・考え方. 医学書院; 2011. p.114 より改変）

感染症	<u>ウイルス感染症</u>，<u>重症感染症</u>，腸チフス
薬剤性	<u>抗腫瘍薬</u>，抗甲状腺薬，<u>その他</u>
自己免疫疾患	SLE，Felty 症候群
血液疾患	<u>鉄欠乏性貧血</u>，再生不良性貧血，骨髄異形成症候群，急性白血病，巨赤芽球性貧血
脾機能亢進症	<u>肝硬変</u>，特発性門脈圧亢進症
その他	慢性特発性好中球減少症，周期性好中球減少症，銅欠乏症など

<u>下線</u>のあるのは頻度が高い疾患

Q3 病期と進行速度は？

- Ⅱ象限（病期は早期だが進行速度が速い）と考えられる **図6** .
- ウイルス感染症なら病状の変化は速いはずであり，造血器疾患なら病期は早期だと思われる．

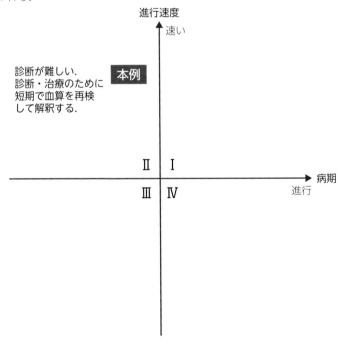

図6 Ⅱ象限の疾患の対処

Q4 どう対処する？

- 1〜2 週間後に血算を再検する.
- 再生不良性貧血，MDS，急性白血病などは重大な造血器疾患であり，見逃してはいけない．しかし，1〜2 週間なら何もしないで経過を見るリスクは高くない．必ずしも急いで骨髄検査をする必要もない.
- 一方，ウイルス感染症なら，1〜2 週間で血算の異常は大きく改善するはず.
- はたして，2 週間後には WBC 4,800/ μL（分画正常，異型リンパ球消失），Hb 13.7 g/dL，PLT 14.8 万 / μL と正常化した.
- 以上の経過より，造血器疾患は否定され，ウイルス感染症だったと判断した.

> ☑ 好中球減少，異型リンパ球出現，血小板減少は，ウイルス感染症でよくみられるが，1〜2 週間の経過で改善する.
> ☑ 現時点の血算だけで診断できなくても，時間経過の血算を加える（時間軸の線で考える）ことで容易に診断できることがある．3 次元的診断ではなく 4 次元的診断である.

JCOPY 498-22528

医学的決断を規定する 4 つの因子

医学的決断を規定する因子として 4 つの因子が考えられます．**①緊急度**，**②重症度**，**③頻度（有病率）**，**④治療可能性**の 4 つです．

「緊急度」とは，「治療開始までのスピードが予後にどれだけ影響するか」ということです．緊急度が高ければ，それだけ医学的決断を急ぐ必要があります．好中球が 500/ μL 以下の発熱は，好中球減少性発熱（FN: febrile neutropenia）と呼ばれ，敗血症などの重症感染症になる可能性が高く，緊急度が高いのです．血小板が 1.0 万 / μL 以下の高度の減少もそうです．すぐに治療を開始する決断が必要です．

「重症度」とは，「生命や臓器機能に大きな影響のある病態や疾患が存在するか」ということです．重症度が高い病態や疾患を見逃さないことが重要です．

全身状態がいくら良好であっても，慢性骨髄性白血病（CML）は診断治療されていなければ，重症度のとても高い疾患です．疑わしいと思えば，専門医に紹介するという決断が必要です．

「頻度（有病率）」とは，「その疾患がどれくらいの確率で存在するか」ということです．上記の症例 1 で言えば，ウイルス感染症の頻度は高く，造血器疾患の頻度はかなり低いということです．そのため，1 〜 2 週間の経過観察後に血算を再検する，というのが妥当な決断になります．

本書は，「緊急度」，「重症度」，「頻度」が高い「血算が診断のキーになる疾患」だけをとりあげています．

「治療可能性」とは，「治療介入で予後をどれくらい変えうるか」ということです．治療介入で予後を変えられる疾患ほど，診断治療が重要になります．

慢性期の CML は治療介入によって長期生存が高い確率で期待できる一方，急性転化を起こすと治療介入しても生命予後は限られます．病期によって治療可能性が大きく変化する疾患です．

喫煙に伴う白血球増加症は，禁煙指導という治療介入によって禁煙に成功すれば，患者さんの生命予後は大きく変わります．「喫煙者をみたら，禁煙指導を行う」という決断はとても重要なのです．

症例 2

74 歳男性　慢性の白血球増加　　見逃されていた！

冠動脈バイパス，大腸癌術後で，定期的にフォローされていた.

	3年前	2年前	1.5年前	今回
WBC（/μL）	9,000	14,500	14,600	61,300
芽球				31.0
前骨髄球				5.4
骨髄球		0.5	1.5	10.0
後骨髄球			0.5	3.8
桿状核球				6.2
分葉核球		80.0	73.5	17.8
好酸球		0.5	2.0	1.4
好塩基球		3.5	3.0	1.8
リンパ球		12.0	13.5	11.4
単球		3.5	6.0	11.2
Hb（g/dL）	12.1	13.6	13.4	9.8
PLT（万/μL）	25.1	30.7	31.1	12.6

Q1　診断は？

- **慢性骨髄性白血病の急性転化（blast crisis of CML）**
- 慢性期の CML が見逃され，急性転化を起こした CML である.
- 白血球は3年前から 9,000/μL と軽度増加し，2年前も 1.5 年前も 1.4 万/μL 台の白血球増加が続いていた.
- 問題は白血球分画である. 成熟好中球である分葉核球が 70〜80％と増加しているだけでなく，**骨髄球が 0.5％，1.5％と出現**し，**好塩基球が 3.5％，3.0％と明らかに増加**していた.
- これらの所見，特に**慢性の好塩基球増加は，CML に特徴的**である.
- そして今回の血算は，白血球 61,300/μL と急激な増加，芽球 31.0％の出現と，急性転化（急性白血病化）の所見を示している.

JCOPY 498-22528

- ほとんどの臨床医は，「白血球増加＝好中球増加」，「白血球増加＝何らかの感染症」と考えてしまう．そうすると，本例のような CML を見逃してしまう．
- 原因不明の白血球増加をみたら，血液専門医に紹介すべきである．

Q2 病期と進行速度は？

- 今回は，Ⅰ象限（病期は進行期で進行速度も速い），数カ月前までは，Ⅲ象限（病期は早期で進行速度も遅い）と考えられる 図7 ．

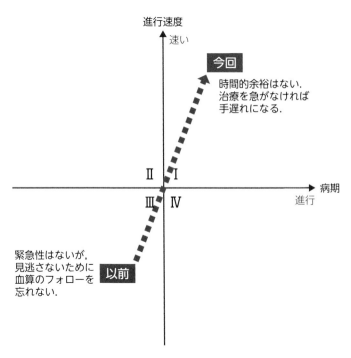

図7 CML のⅢ象限からⅠ象限への移行

Q3 CML の予後は？

- 慢性期なら，高率に長期生存が可能．
- 本例のように急性転化期になると，生命予後は通常 1 年以内．

☑ 慢性の白血球増加をみたら，白血球分画に注目しよう．好塩基球増加，骨髄球・前骨髄球の出現があれば CML を疑おう．

☑ 原因不明の白血球増加や CML 疑いをみたら，躊躇なく専門医に紹介しよう．

症例3 71歳男性　汎血球減少　緊急性あり！

非結核性抗酸菌症で定期的にフォローされていた.

	4カ月前	2カ月前	今回
WBC（/μL）	**2,900**	**3,100**	**2,200**
芽球			0.5
骨髄球		0.5	1.5
桿状核球	0.7	3.0	
分葉核球	**48.0**	**36.5**	**24.5**
好酸球	3.0	4.0	4.5
異型リンパ球			0.5
リンパ球	37.7	42.5	48.0
単球	**10.3**	**12.0**	**19.0**
Hb（g/dL）	**10.0**	**9.4**	**8.1**
MCV（fL）	82.3	83.9	90.4
PLT（万/μL）	15.3	**7.9**	**3.8**

Q1 WBC 2,900→2,200/μL, Hb 10.0→8.1 g/dL, PLT 15.3万→3.8万/μL と進行性の汎血球減少を認める. 診断は?

・骨髄異形成症候群（MDS：myelodysplastic syndrome）を疑う.

・71歳と高齢者, 数カ月で進行している汎血球減少症, 好中球減少, 芽球出現, などの所見は MDS に典型的である. 末梢血には, MDS に特徴的な血球形態異常（好中球無顆粒, 巨大血小板など）を認めた.

・血液専門医に紹介され, 骨髄検査により MDS と確定され, 輸血を含めた各種の治療が開始された. しかし, 治療開始半年後に, 高度の肺出血で亡くなられた.

Q2 病期と進行速度は?

・数カ月以上前はII象限（病期は早期だが進行速度が速い）, 今回はI象限（病期

は進行期で進行速度も速い）と考えられる（図8）.

• 数カ月前から病状が急速に進行しており，いつでも好中球減少による肺炎や敗血症（性ショック），重症貧血，血小板減少による致命的出血の可能性があった.

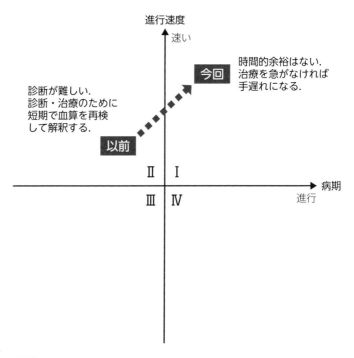

図8 MDS のⅡ象限からⅠ象限への移行

☑MDS は高齢者に多い. 数カ月～数年で進行する汎血球減少，2系統の血球減少（貧血＋白血球減少，貧血＋血小板減少）が多い. 血球形態異常が特徴的である.

☑対応が遅れると，容易に重症感染症や致命的出血を起こす.

症例 4　74歳女性　正球性貧血　　診断は？

1年前より，蛋白尿と軽度腎障害でフォローされていた.

	1年前	4カ月前	今回
WBC（/μL）	7,100	5,100	5,100
Hb（g/dL）	**12.3**	**11.3**	**8.5**
MCV（fL）	92.2	93.6	89.9
Ret（%）			1.33
PLT（万/μL）	16.7	17.8	17.0
Cr（mg/dL）			**1.27**

Q1　ヘモグロビン 8.5g/dL の貧血があるが，診断は？

- **正球性貧血.** その原因は不明である.
- MCV は 89.9 fL で正球性貧血である. 網赤血球は 1.33％と増加していないの
  で，出血性貧血や溶血性貧血は否定的である.
- 腎障害は Cr 1.27mg/dL 程度であり，急速な貧血の原因とは考えにくい.
- 白血病や MDS は，白血球や血小板に異常がなく否定的である.
- 造血器腫瘍の多発性骨髄腫の可能性は残るが，このデータだけでは不明.

Q2　追加検査の結果は以下のようだった. 診断は？

TP 6.5g/dL と低下，Alb 4.5 g/dL，IgG 556 mg/dL，IgA 23 mg/dL，IgM 9
mg/dL と免疫グロブリンはすべて低下，胸腰椎に圧迫骨折

- **多発性骨髄腫（multiple myeloma）を疑う.**
- 高齢者，1年以上続く蛋白尿，正球性貧血，腎障害，高度免疫グロブリン減少，
  胸腰椎圧迫骨折などの所見は，多発性骨髄腫に典型的である.
- 骨髄腫の主な症状は CRAB. **高カルシウム血症（hyper Calcemia），腎不全**
  （Renal insufficiency），貧血（Anemia），骨病変（Bone lesion）である.
- 骨髄腫には多彩な症状があり，血液内科が初診になることはむしろ稀である. 腰

痛や骨折で整形外科，蛋白尿や腎障害で腎臓内科，骨折や高カルシウム血症による意識障害で ER に受診することが多い．骨髄腫の 1～2 割に合併するアミロイドーシスがあれば，心アミロイドーシスによる低血圧や心不全，不整脈で循環器内科，神経アミロイドーシスで神経内科，消化管アミロイドーシスで消化器内科などと，様々な科に受診することになる．

- 骨髄腫というと，IgG 型や IgA 型が多く，「M 蛋白を認め，TP 高値，Alb 低値，高 γ グロブリン血症」というイメージが強い．

- このタイプの骨髄腫は，（TP 高値，Alb 低値，高 γ グロブリン血症）→（腎障害，貧血）→（骨病変，高カルシウム血症）と進行していくことが多い．（TP 高値，Alb 低値，高 γ グロブリン血症）から M 蛋白の存在を疑うことは比較的容易であり，診断はそれほど困難ではない．

- 一方，ベンスジョーンズ蛋白（BJP）型や非分泌型の骨髄腫では，（TP 低値，低 γ グロブリン血症，蛋白尿）→（腎障害，貧血）→（骨病変，高カルシウム血症）と進行していくことが多い．TP 低値，低 γ グロブリン血症，蛋白尿，腎障害，貧血などから，BJP 型や非分泌型の骨髄腫を疑うことは難しい．蛋白尿の免疫電気泳動や骨髄の検査をしなければ，骨髄腫は容易に見逃され進行することになる．

- 本例は，尿の免疫電気泳動で大量の λ 型 BJP を認め，骨髄検査で異型性のある形質細胞（骨髄腫細胞）を 43.0％認め，β_2MG は 9.0 μg/mL だった．見逃されやすい**多発性骨髄腫**（multiple myeloma BJP λ 型，**病期 ISS 3 期**）だった．

Q3　病期と進行速度は？

- 今回は I 象限（病期は進行期で進行速度も速い），数カ月前までは III 象限（病期は早期で進行速度も遅い）だったと考えられる 図9 ．

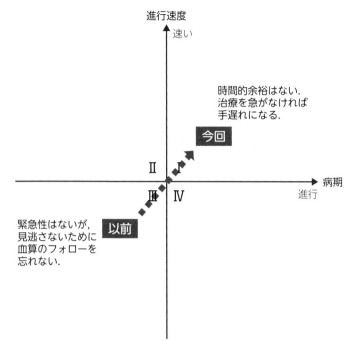

進行速度

速い

時間的余裕はない.
治療を急がなければ
手遅れになる.

今回

Ⅱ   Ⅰ

病期

進行

Ⅲ   Ⅳ

緊急性はないが,
見逃さないために
血算のフォローを
忘れない.

以前

図9 多発性骨髄腫のⅢ象限からⅠ象限への移行

- もし今回も見逃していれば,腎障害や貧血はさらに進行し,骨病変の悪化で疼痛も悪化し,さらには高カルシウム血症による意識障害や重症感染症を起こしていただろうと予想される.

POINT

☑ 正球性貧血をきたす疾患としては,出血性貧血と二次性貧血が多いが,多発性骨髄腫を含めた骨髄疾患もある.

☑ 骨髄腫のキーワードは CRAB(高カルシウム血症,腎不全,貧血,骨病変).

☑ IgG 型や IgA 型の骨髄腫は,M 蛋白を認め,TP 高値,Alb 低値,高γグロブリン血症になる.

☑ しかし,ベンスジョーンズ蛋白(BJP)型や非分泌型では,低γグロブリン血症になり見逃しやすい.

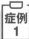

症例 1　30 歳男性　血小板減少　　診断は？

4 カ月前の健診で血小板減少を指摘されてフォローされた．出血傾向なし．

	4 カ月前	1 カ月前	今回
WBC（/μL）			4,600（分画正常）
Hb（g/dL）			15.9
PLT（万/μL）	**4.4**	**2.7**	**1.1**

Q1　診断は？

- EDTA 依存性偽性血小板減少症（pseudothrombocytopenia）を疑う．

- 白血球とヘモグロビンは正常だが，血小板が 4.4 万 / μL から 1.1 万 / μL と高度に減少している．まず疑うべきは ITP（免疫性血小板減少症）である．

- しかし，血小板が 1.1 万 / μL と高度に減少しているのに出血傾向がない．こういう場合は，偽性血小板減少症が疑わしい．

- 偽性血小板減少症の場合は，血算のコメントに「血小板凝集あり」と記載されていることが多い．

- EDTA 依存性偽性血小板減少症とは，抗凝固薬として EDTA を用いても採血管の中で血小板が凝集するために 図10 ，機器で血小板数を測定すると実際よりも血小板数が少なくカウントされる病態である．

- 凝集の程度は，採血から測定までの時間によって異なり，60～90 分で最大になる．そのため採血から測定までの時間によって，血小板数は大きく変動する．

- EDTA 依存性偽性血小板減少症は，健常人の 0.1～0.2％とかなりの頻度で認められ，ITP と誤診されやすい．

• 抗凝固薬を変更することで，真の血小板数が得られる．

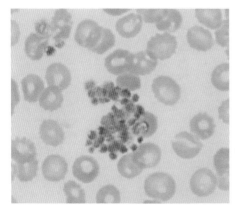

図10 血小板凝集（末梢血）

（岡田　定. 誰も教えてくれなかった
血算の読み方・考え方. 医学書院;
2011. p.130）

Q2 病期と進行速度は？

• Ⅳ象限の疾患（病期は進行期だが進行速度は遅い）と考えられる **図11**．
• 偽性血小板減少症は，真の血小板数は正常であり，出血傾向を示すことはなく病
　的意義もないと考えられている．
• 血小板が4.4万／μL から 1.1万／μL に進行性に減少しているようにみえるが，
　偽性の減少であり病期の進行はない．

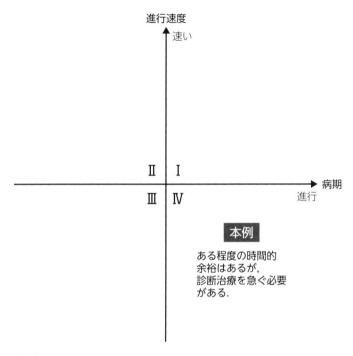

進行速度
速い

Ⅱ Ⅰ

病期
進行

Ⅲ Ⅳ

本例

ある程度の時間的
余裕はあるが，
診断治療を急ぐ必要
がある．

図11 Ⅳ象限の偽性血小板減少症

• 患者さんには，偽性血小板減少症の機序や病的意義がないことをよく説明し，不安を払拭する必要がある．

☑ 偽性血小板減少症は，ITP と同様に白血球・ヘモグロビン正常，血小板高度減少になることが多く，ITP と誤診しやすい．

☑ 偽性血小板減少症に，病的意義はない．患者さんにはよく説明して，不安を払拭しよう．

SECTION 4 汎血球系

症例 1　19 歳女性　汎血球減少　　本当に汎血球減少？

4 日前から発熱，倦怠感，筋肉痛あり．近医のクリニックで汎血球減少を
指摘され，救急車で ER に搬送された．

	2 時間前（クリニック）	今回（ER）
WBC（/μL）	1,900	10,300
好中球（%）		85.9
好酸球（%）		0.7
好塩基球（%）		0.1
リンパ球（%）		8.9
単球（%）		4.4
Hb（g/dL）	8.1	14.5
PLT（万 /μL）	0.9	28.9

Q1　2 時間前のクリニックの採血で，白血球 1,900/μL，ヘモグ
ロビン 8.1 g/dL，血小板 0.9 万 /μL の高度の汎血球減少症
を認める．診断は？

・・

- "偽性汎血球減少症" を疑う．
- わずか 2 時間で，高度の汎血球減少症が「白血球 10,300/ μL，ヘモグロビン
  14.5 g/dL，血小板 28.9 万 / μL」にまで回復することは考えられない．
- クリニックの血算は採血に問題があったと思われる．ER の血算が真の値だと考
  えられる．

- 本人は点滴をされた状態でERに搬送されたが，本人は「点滴をしている同じ腕から採血された」と言う．
- 点滴をしている同じ腕から採血すると，当然のことながら"偽性汎血球減少症"や"偽性電解質異常症"を生じる．
- 疾患の病期や進行速度は変化していない．採血のトリックで血算が大きく変化したようにみえただけである．

Q2 ERでの白血球10,300/μL（好中球85.9％）の白血球増加の原因は？

- **感染症およびストレスに伴う反応性白血球増加症を疑う．**
- 4日前から発熱，倦怠感，筋肉痛があり，ウイルス感染症が疑われる．それも白血球増加の原因と考えられるが，恐らくそうではないだろう．
- 本人は，クリニックで採血を受けたら「白血球も赤血球も血小板もすごく少ない．急いで大きな病院に行きましょう」と突然言われ，「大変な病気になった」と衝撃を受けたはずである．そして，救急車に乗せられERまで搬送された．どんなにか，精神的ストレスを受けたことだろう．反応性の白血球増加をきたして当然である．

☑ 検査結果がいつも真の値だと信じ切ってはいけない．
☑ 検体採取や保存の仕方で，偽性の検査値異常を呈することはいつでも起こる．
☑ 点滴をしている同じ腕から採血をすると，"偽性汎血球減少症"や"偽性電解質異常症"を生じる．
☑ 大きな精神的ストレスを受けると，白血球増加（好中球増加）を生じる．

Column 6 偽性高カリウム血症

　偽性血小板減少症，"偽性汎血球減少症" に続いて，偽性高カリウム血症をご紹介します．

　患者さんは 75 歳女性です．

　本態性血小板血症で外来フォロー中でした．ある日，腰痛で近くの整形外科に受診されました．そこでの血液検査で「大変な異常だからすぐに主治医に診てもらうように」と言われ，あたふたと血液内科の外来に受診されました．

　紹介状の血液検査所見は以下のとおりでした．

> WBC 5,300/ μL，Hb 10.9 g/dL，PLT 50.1 万 / μL，
> Cr 0.64 mg/dL，K 6.8 mEq/L

　血算はほぼいつもどおりですが，K 6.8 mEq/L の高カリウム血症があります．

　この高カリウム血症，どう思われますか．

　恐らく緊急性はありません．**偽性高カリウム血症**だと思われます．

　本例のように血小板増加があると，**採血管内で血液凝固に伴い血小板から大量のカリウムが流出**します．そのために偽性高カリウム血症を呈します．

　病院に受診される時は，採血から測定までの時間がいつも短いので問題になることは少ないのですが，測定までに時間がかかると高度の高カリウム血症を生じます．

　近医で K 6.8 mEq/L もの偽性高カリウム血症をきたしたのは，採血から測定までの時間が長かったからと思われます．念のため，その日も採血してすぐに測定しましたが，K 4.8 mEq/L と正常値でした．

　ご本人には以前から「カリウムが高値でも，血小板増加に伴う見かけだけのもので，体の中のカリウムは正常だから心配いらないんですよ」と説明はしていました．でも，近医の先生に「すぐに主治医に診てもらうように」と言われて，びっくりされて緊急の受診になったのです．

3

「血算」と「症状・身体所見」が
乖離する疾患

はじめに

- 疾患を診断するには,「病歴」,「身体所見」,「検査所見」を総合する必要がある. 検査所見だけで, 疾患を診断するわけではない.

- それでは,「病歴」,「身体所見」,「検査所見」は, 個々の疾患に対して同程度の異常を示すだろうか. 検査所見の代表である「血算」の異常は, 病歴の「症状」や「身体所見」の異常といつも相関するだろうか.

- 答えは No である.「血算の異常」は,「症状・身体所見の異常」と必ずしも相関しない. 相関することは多いが, 明らかに乖離することがある.

- 血算の異常と症状・身体所見の異常との関係は, 4 種類に分けられる **図1** .

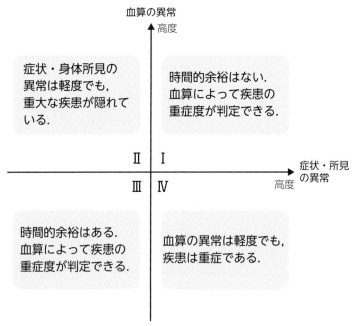

図1 「血算の異常」と「症状・所見の異常」との関係

- 「血算の異常」と「症状・身体所見の異常」とが乖離する時が問題である.

- II象限には, 症状・身体所見の異常がたとえ軽度であっても, 血算の異常が高度な疾患がある. ここには, 見逃しやすい重大な疾患が隠れている.

- IV象限には, 血算の異常がたとえ軽度であっても, 症状・身体所見の異常が高度な疾患がある. 血算がどうであれ疾患は重症である.

I 象限の疾患
（血算も症状・身体所見も高度異常）

- 血算も症状・身体所見も同様に高度な異常を示す疾患である.
- 血算によって疾患の重症度が判定可能である.
- 進行期急性白血病，進行期 MDS，CML 急性転化，大量出血，急性溶血，高度貧血，重症 DIC，高度血小板減少，高度白血球減少，重症感染症などである 図2 .

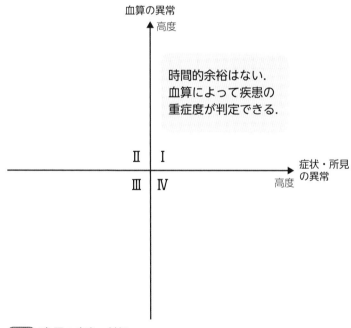

図2 I象限の疾患の対処

- 血算も症状・身体所見も高度な異常であるため，見逃すことはないだろう.
- ただし，時間的余裕はない. 症状，身体所見，検査所見の情報を総合して，診断治療を急ぐ必要がある.

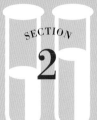

2

Ⅱ象限の疾患
（血算は高度異常，症状・身体所見は軽度異常）

- 血算は重大な疾患を示しているが，症状・身体所見の異常は軽度である．
- **症状・身体所見の異常が軽度なために，血算が重大な疾患を示していても見逃しやすい．注意すべき疾患である．**
- 早期急性白血病，慢性期 CML，長期の貧血，血小板減少，白血球減少などである **図3** ．

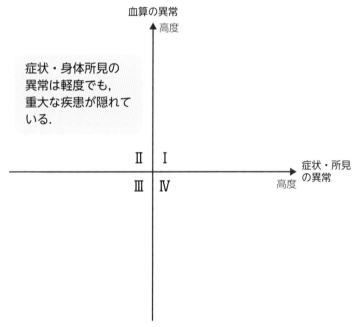

図3 Ⅱ象限の疾患の対処

　それでは，実際の症例で，血算をどう解釈しどう対処するかを，**時間軸の線で考えてみよう．**

JCOPY 498-22528

症例1 **49歳女性　汎血球減少　　重大な疾患！**

子宮筋腫で経過観察中，汎血球減少症を指摘．軽度の易疲労感があるが元気．
WBC 900/ μL（好中球 12.0，好酸球 5.0，リンパ球 82.0，芽球 1.0%），
Hb 8.8 g/dL，MCV 100.4 fL，**PLT 8.3万 / μL**

Q1　診断は？

- **急性白血病**（acute leukemia）が疑われる．
- 白血球 900/ μL，ヘモグロビン 8.8 g/dL，血小板 8.3万 / μL の汎血球減少，好中球の高度減少（白血球 900/ μL で好中球 12.0%→好中球絶対数 108/ μL），さらに**芽球 1.0%の出現**がある．これらの所見からは，再生不良性貧血やMDS（骨髄異形成症候群）の可能性もあるが，急性白血病が最も疑わしい．
- 「急性白血病＝白血球増加」ではない．**白血球減少をきたす急性白血病も稀ではない．すなわち，汎血球減少症を示す急性白血病も稀ではない．**
- ヘモグロビン 8.8 g/dL の貧血があるが，49歳女性で子宮筋腫もあることから鉄欠乏性貧血も疑われる．しかし，MCV は 100.4 fL（＞100）と大球性であり，鉄欠乏性貧血で貧血は説明できない．
- 本例の症状は，貧血が原因と思われる軽度の易疲労感だけだが，血算はきわめて重大な疾患を示している．
- 緊急性があり，血液専門医にすぐに紹介すべきである．
- 本例は，緊急入院となり，骨髄検査で急性骨髄性白血病と診断された．

Q2　放置するとどうなる？

- 致命傷になる．
- 好中球減少性発熱（FN: febrile neutropenia）や腫瘍熱，貧血の進行，血小板減少や DIC 合併による出血傾向を認めるようになる．
- さらに進行すると，敗血症性ショック，高度貧血によるショック，脳出血などで致命傷になる．
- とりわけ，好中球数が 108/ μL と著減していることが深刻である．半日〜数日

単位で敗血症性ショックに陥る可能性がある（図4）.

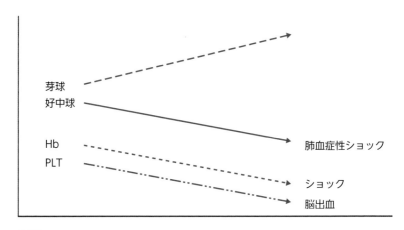

図4 急性白血病の経時的変化

☑ 症状・身体所見の異常が軽度でも, 血算の異常が高度なら, 重大な疾患が隠れている.

☑ 急性白血病が疑われたら, 緊急対応が必要である. 特に, 好中球が著減していれば, 数日単位で敗血症性ショックに陥り致命傷になり得る.

症例2 34歳女性　好塩基球増加　　重大な疾患！

生来健康で全身状態良好．健診で好塩基球増加を指摘された．

	1年前	今回
WBC（/μL）	5,800	7,400
骨髄球（%）		**0.5**
桿状核球（%）	1.5	1.5
分葉核球（%）	58.0	54.0
好酸球（%）	0.5	2.5
好塩基球（%）	**8.5**	**13.5**
リンパ球（%）	26.0	26.5
単球（%）	5.5	1.5
Hb（g/dL）	15.2	14.7
PLT（万/μL）	35.1	38.6

Q1 白血球は 7,400/μL と正常だが，好塩基球は 1 年前 8.5%，今回 13.5%と増加している．診断は？

- 早期の CML（chronic myelogenous leukemia：慢性骨髄性白血病）を疑う．
- 好塩基球の基準値は 0～2%であり，好塩基球＞100/μL は増加とみなす．本例の好塩基球は 13.5%，絶対数 493/μL であり高度の増加である．
- 好塩基球が 1 年以上高度に増加している所見は，CML に特徴的である．
- 本例は，フィラデルフィア染色体陽性，*BCR/ABL* 融合遺伝子陽性の確認により CML と確定した．イマチニブ（グリベック®）を開始し 1 カ月後には好塩基球は正常化した．
- 症状や身体所見の異常がなくても，血算の好塩基球増加は重大な疾患を示している．とても見逃しやすい．

Q2 放置するとどうなる？

- 白血球と血小板は進行性に増加する．白血球分画では，好塩基球だけでなく骨髄球，後骨髄球が出現，増加する．最悪の場合，慢性期から急性転化期に移行する（図5）．
- CML は，慢性期の早期に診断治療を開始すれば，高率に長期生存が期待できる．一方，放置すると致命傷になる．CML を疑えば，血液専門医に紹介しよう．

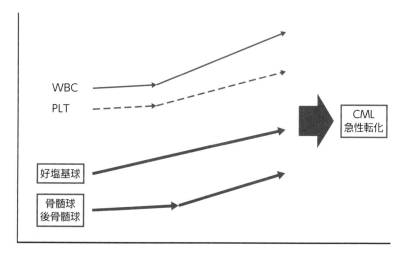

図5 CML の経時的変化

POINT
☑ 症状や身体所見に全く異常がなくても，血算が重大な疾患を示していることがある．
☑ 慢性的な好塩基球増加をみたら，CML の可能性がある．専門医に紹介しよう．

症例3 **42歳男性　赤血球増加　　放置してはいけない！**

健診で赤血球増加，肝障害，脂肪肝，脂質異常症，高尿酸血症を指摘．
WBC 9,100/μL（好中球 65.0，好酸球 2.5，好塩基球 1.0，リンパ球 27.0，
単球4.5%）．**RBC 610 万 / μL，Hb 19.0 g/dL，Ht 53.9%**，MCV 88.4 fL，
Ret 1.52%，PLT 21.9 万 / μL，LDL-CHO 264 mg/dL，γ-GTP 335 U/L，
UA 6.7 mg/dL

Q1 白血球 9,100/μL と軽度増加，赤血球 610 万 / μL，ヘモグ
ロビン 19.0 g/dL，ヘマトクリット 53.9％と高度の赤血球増
加症がある．診断は？

....

- ストレス赤血球増加症（stress erythrocytosis）を疑う．
- 赤血球増加症というと真性赤血球増加症（PV）が有名だが，PV は稀な疾患で
  ある．赤血球増加症のほとんどは，本例のようなストレス赤血球増加症である．
- **ストレス赤血球増加症では，白血球と血小板はほぼ正常で，赤血球系だけが増加
  する．**
- 原因として喫煙が圧倒的に多い．本症の患者には，喫煙以外に，飲酒，高血圧，
  肥満，脂質異常症，高尿酸血症もよくみられる．生活習慣病そのものである．
- 本例でも，喫煙 60 本×20 年，日本酒 4 合 / 日があり，脂質異常症と高尿酸血
  症に対して治療中であった．
- 本人はいたって元気であり病識に乏しい．しかし血算や他の血液検査所見の異常
  は高度であり，重大な疾患を示している．

Q2 放置するとどうなる？

....

- 数カ月以内に脳梗塞，心筋梗塞，静脈血栓症を起こす可能性がある．
- ヘマトクリットが 55％以上になると，血液粘稠度が急速に増加し，心血管疾患
  の発症リスクが一気に高まる 図6．

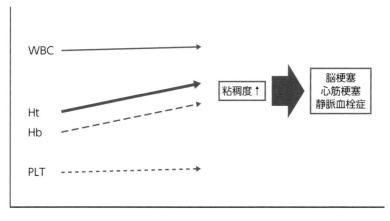

図6 ストレス赤血球増加症の経時的変化

Q3 患者にはどのように説明するか？

- 「ストレス赤血球増加症である．原因は重喫煙と大量飲酒」．
- 具体的には，「血液を産生している骨髄自体の病気ではなく，あなたの生活習慣（喫煙と飲酒）が作った病気です」「今のようなひどい赤血球増加症が続くと，血液がドロドロになり，数カ月以内にも脳梗塞か心筋梗塞になる可能性があります」「そうなれば，仕事はできなくなるし，命を落とすかもしれません．そんなことがあればご家族も悲しまれるでしょう」「薬で治せる病気ではありません．完全に禁煙して，禁酒することが何よりも大切です．水分も十分に摂るようにしましょう」．
- 患者は会社経営者であり，事の重大性に気がつかれた様子で，その場で「わかりました．タバコも酒も完全にやめます」と宣言された．
- 2カ月後も，禁煙，禁酒は続いていた．ヘモグロビンは 17.7 g/dL，ヘマトクリットは 50.1％と改善傾向になった．

☑ 赤血球増加症だけで白血球・血小板が正常なら，まずストレス赤血球増加症を考える.

☑ ヘマトクリットが55%以上になると，脳梗塞，心筋梗塞，静脈血栓症のリスクが高い.

☑ ストレス赤血球増加症は生活習慣病である. 治療は，禁煙，禁酒，十分な水分摂取である.

3-2

Ⅱ 象限の疾患（血算は高度異常、症状・身体所見は軽度異常）

Column
7
人の一生と生活習慣病

筆者は血液内科に続いて宿泊人間ドックを担当したのですが,「人の一生と生活習慣病」について,ドック受診者に何度も話をしました. 以下に再現します.

* * *

図7 のように,**若い頃は,みんな湖**に住んでいます.**レベル1の段階**です.

レベル1では,生活習慣に少々の問題があっても,ほとんど病気になりません. **不適切な食生活,過度の飲酒,喫煙,運動不足,睡眠負債**があっても,若さの特権で,病気になりにくいのです.

「これからも今の元気な状態がずっと続く」と信じて疑わないのです.「自分だけは大丈夫だ」とタカをくくっているのです.「問題のある生活習慣を続けることが,将来の生活習慣病を生み出す」ということに思い至らないのです.

でも,歳を重ねて**中年になるとみんな,湖を出て川を下る**ことになります. 加齢現象は避けられないのです.**レベル2の段階**に達します.

生活習慣を改善しないままレベル2の川の上流～中流まで来ると,**肥満症,糖尿病,高血圧,脂質異常症**に見舞われるようになります.「やっかいなことになったな」「自分もそんな歳になったのか」と思うわけです.

レベル2になっても,薬に頼ることはあっても,生活習慣を真剣に改善しないことが少なくありません. もしこの段階で,生活習慣をきちんと改善すれば,その後の川下りはとてもゆっくりになります. レベル3には達しません.

残念ながら,生活習慣が改善されないままだと,さらに川を下って下流に達します. レベル3の段階です.

レベル3の川の下流では,**心筋梗塞,脳梗塞,糖尿病の合併症**を発症します.「大変なことになった」「こんなはずではなかった」「どうしてこんなことになったのか」と,ほぞを嚙むことになります.

レベル3になって,生活習慣を真剣に改善し,治療をきちんと受ければい

JCOPY 498-22528

いのですが，**そうでなければ，滝に落ちてしまいます．レベル4の段階**です．

　レベル4では，日常生活に支障が出るようになります．**半身の麻痺や認知症**を発症します．自分自身だけでなく家族や周囲も大変困った状態になります．

　では，レベル1の段階から，ずっとよき生活習慣を続けたらどうでしょうか．生活習慣病とは無縁の一生になります．湖を出て川下りすることは同じですが，滝に達することはありません．長い川をゆっくり下って大海に達するのです．

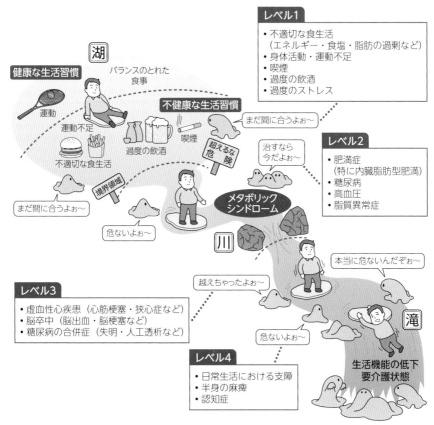

レベル1
- 不適切な食生活
  （エネルギー・食塩・脂肪の過剰など）
- 身体活動・運動不足
- 喫煙
- 過度の飲酒
- 過度のストレス

まだ間に合うよぉ〜

治すなら今だよぉ〜

レベル2
- 肥満症
  （特に内臓脂肪型肥満）
- 糖尿病
- 高血圧
- 脂質異常症

健康な生活習慣
バランスのとれた食事
運動
運動不足
過度の飲酒　喫煙
不適切な食生活
不健康な生活習慣

超えるな危険

境界領域

まだ間に合うよぉ〜

危ないよぉ〜

メタボリックシンドローム

湖

川

本当に危ないんだぞぉ〜

越えちゃったよぉ〜

レベル3
- 虚血性心疾患（心筋梗塞・狭心症など）
- 脳卒中（脳出血・脳梗塞など）
- 糖尿病の合併症（失明・人工透析など）

危ないよぉ〜

滝

レベル4
- 日常生活における支障
- 半身の麻痺
- 認知症

生活機能の低下
要介護状態

図7　人の一生と生活習慣病（厚生労働省生活習慣病対策室作成のイラストより改変）

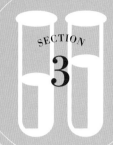

Ⅲ象限の疾患

（血算も症状・身体所見も軽度異常）

- 血算も症状・身体所見も同様に軽度な異常を示す疾患である.
- 血算によって疾患の重症度が判定可能である..
- 早期 MDS，軽度の貧血，軽度の血小板減少，軽度の白血球減少，慢性溶血，喫煙，偽性異常などである 図8 .

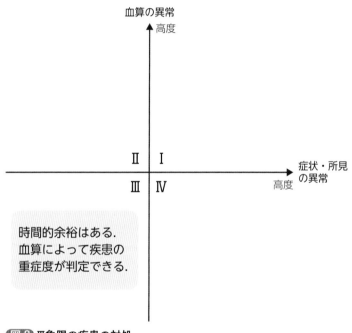

血算の異常
高度

Ⅱ｜Ⅰ
━━━━━━━━━━━━━━━━━ 症状・所見
Ⅲ｜Ⅳ   の異常
高度

時間的余裕はある.
血算によって疾患の
重症度が判定できる.

図8 Ⅲ象限の疾患の対処

- 血算も症状・身体所見も軽度な異常であり，時間的余裕はある.
- 症状，身体所見，検査所見の情報を総合して，ゆっくり診断治療をすればよい.

Ⅳ象限の疾患

（血算は軽度異常，症状・身体所見は高度異常）

- 血算は軽度な異常だが，症状・身体所見の異常は高度である．
- **血算がどうであれ，症状・身体所見の異常が高度であれば，重症である．**
- **肝硬変，出血直後，特殊な感染症**などである．
- **血算の異常が軽度であることに騙されてはいけない** 図9 ．

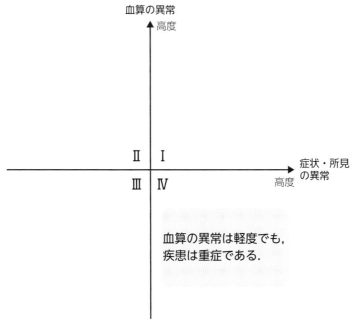

図9 Ⅳ象限の疾患の対処

　それでは，実際の症例で，血算をどう解釈しどう対処するかを，**時間軸の線で考えてみよう．**

症例 1　53歳男性　心窩部痛　　貧血は軽いが重症！

3日前から食後に心窩部痛あり．受診当日，通勤電車で立ち上がった時に，意識消失した．受診時は，意識清明，**血圧105/72 mmHg，心拍数120回/分・整**

WBC 5,700/μL, **Hb 10.8 g/dL**, MCV 92.0 fL, PLT 35.8万/μL

Q1　ヘモグロビンは 10.8 g/dL と軽度の貧血である．緊急性はないか？

- No である．**緊急性は高い**．
- 病歴から胃や十二指腸からの**消化管出血**が疑われる．立ち上がった時に意識消失したのは，起立性低血圧による失神と考えられる．
- 直腸診を行うとタール便を認めた．
- shock index（心拍数/収縮期血圧）で出血量の推定が可能である．健常者は約0.5 だが，1.0 なら 1L の出血量，2.0 なら 2L の出血量と推定される．
- 本例の shock index は 1.14（＝120/105）であり，出血量は 1L 以上と推定される．
- 緊急に対処しないと，出血性ショックに陥る可能性がある．
- ヘモグロビンの低下は軽度であっても，症状・身体所見の異常は高度である．騙されてはいけない．**ヘモグロビンの値で急性出血量を推定してはいけない**．

Q2　どう対処する？

- すぐに細胞外液輸液を開始し，赤血球輸血も行うべきである．さらに緊急上部内視鏡検査を行う．
- 内視鏡検査では，胃角小彎部に A1 ステージの潰瘍と露出血管を認め，焼灼術が行われた．
- これらの処置により，血圧 132/75 mmHg，心拍数 84回/分と安定した．
- *H. pylori* 菌が陽性であり，除菌療法も行った．

Q3 推定出血量は 1L 以上なのに，なぜ Hb は 10.8 g/dL と
軽度低下なのか？

・**急性出血は，すぐにはヘモグロビン低下に反映されないため.**
・急性出血は，血管内の血液が血管外に移動した直後であり，血管内の血液は血漿
 によってまだ十分に希釈されていない．そのため，ヘモグロビンは軽度しか低
 下しない.
・急性出血がヘモグロビン低下に反映されるには，出血後 36〜48 時間を要する.
・**消化管出血があると，まず心拍数が増加し，遅れて血圧が低下する．ヘモグロビ**
 ンの低下はさらに遅れる **図10** .

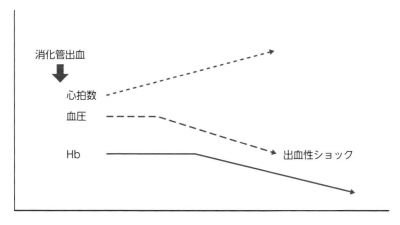

図10 消化管出血後の経時的変化

☑出血直後は，心拍数が増加し，血圧が低下していても，ヘモグ
 ロビンの低下は軽度である.
☑ヘモグロビンで急性出血量を推定してはいけない．ヘモグロビ
 ンの軽度低下に騙されてはいけない．急性出血量はバイタルサ
 インの変化で推定する.

症例 2　30 歳男性　一過性の白血球・血小板減少　安心は禁物！

1 週間前から水様便と 38℃台の発熱あり．抗菌薬と解熱薬を使用したが，脱水状態となり入院．

	1 週間前	今回
WBC（/μL）	1,700	3,800
好中球（%）	51.0	49.5
好酸球（%）	0.5	1.5
好塩基球（%）	0.5	1.0
リンパ球（%）	43.0	43.0
単球（%）	3.0	5.0
異型リンパ球	2.0	
Hb（g/dL）	14.8	14.0
PLT（万/μL）	5.7	10.5
CRP（mg/dL）	0.36	
症状・身体所見	2 +	±

Q1 1 週間前，白血球 1,700/μL の減少，異型リンパ球 2.0%，血小板 5.7 万/μL の減少あり．診断は？

- ウイルス感染症を疑う．
- 白血球減少（好中球減少），異型リンパ球出現，血小板減少，CRP 0.36 mg/dL の軽度増加からは，ウイルス感染症が最も疑わしい．
- ただし，普通のウイルス感染症の風邪にしては，症状が高度である．

JCOPY 498-22528

Q2 1週間で，白血球 1,700/μL → 3,800/μL，異型リンパ球消失，血小板 5.7 万 /μL → 10.5 万 /μL と改善，症状・身体所見もほぼ消失．疾患はほぼ治癒したと考えてよいか？

- No！　治癒したと考えてはいけない．
- 丁寧な問診により，患者は同性愛者であり，性行為時の感染予防はしていなく，最後の性行為は症状発現 2 週間前であったことが判明した．
- HIV 抗体は陰性だったが，HIV-RNA は陽性であった．
- 単なる風邪ではなく，**急性 HIV 感染症**（acute HIV infection）だった．
- 下痢，発熱，白血球減少，異型リンパ球，血小板減少はどれも非特異的な所見であり，これらから急性 HIV 感染症を疑うことは難しい．
- 急性 HIV 感染症は，通常のウイルス感染症よりも症状が重篤なことが多く，伝染性単核球症に似ていることも少なくない．比較的高度な白血球減少や血小板減少をきたしやすい．HIV 感染後 2〜6 週間で様々な症状をきたすが，1〜2 週間で自然に改善する．
- 本例の診察当時の HIV スクリーニング検査では陰性であり，急性 HIV 感染症の診断には HIV-RVA 検査を必要とした．
- 現在の第 4 世代 HIV スクリーニング検査では，ウインドウピリオドは短縮しているため，急性 HIV 感染期でも有症状なら陽性になる可能性が高い．しかし，ウインドウピリオドによるスクリーニング偽陰性が疑われる場合は，時間をあけて再検するか，HIV-1 PCR 法を追加する必要がある．

Q3 急性 HIV 感染症を見逃せばどうなる？

- いずれは AIDS を発症する．危険な性行為を続ければ HIV 感染症を拡大させる **図 11** ．

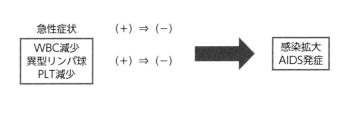

図11 急性 HIV 感染症の経時的変化

• 「急性症状や血算の異常が改善したからもう安心」と考えると，容易に見逃して しまう疾患である.

☑白血球減少と異型リンパ球をみたら，まずウイルス感染症を疑 う.

☑ウイルス感染症のなかで，急性 HIV 感染症は見逃しやすい.

☑見逃すと，HIV 感染症の拡大と AIDS 発症につながる.

47歳男性　血小板減少　　血小板減少だけだが

年単位で徐々に進行する血小板減少あり.

WBC 4,600/μL（好中球 61.0, 好酸球 1.0, 好塩基球 0, リンパ球 31.0,
単球 7.0%）, Hb 16.2 g/dL, **PLT 9.9万/μL**, 腎機能・肝機能正常,
凝固線溶系正常, 抗核抗体陰性, PAIgG 138.2 ng/10⁷ cells（9〜25）と増加,
骨髄所見に異常なし

Q1　血小板9.9万/μLと軽度の血小板減少がある. 診断は?

- **免疫性血小板減少症**（ITP: immune thrombocytopenia）を最も疑う.
- 白血球, 赤血球が正常で, 血小板だけが減少していれば, まず ITP を疑う.
  ITP は除外診断が必要だが, 他に血小板減少をきたす疾患はなさそうである.
- ところがである. 2年後の上部消化管内視鏡で食道静脈瘤がみつかった.

Q2　診断は?

- **肝硬変を疑う.**
- 食道静脈瘤があるということは, 門脈圧亢進症があることを意味し, その原因は
  肝硬変が疑わしい. 肝硬変→門脈圧亢進症→脾腫→脾機能亢進症→血小板減少
  である.
- 腹部 CT をチェックすると, はたして肝硬変の所見と脾腫を認めた **図12**.

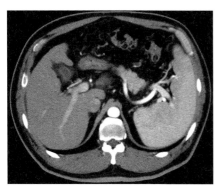

図12 腹部CT

（岡田　定. 誰も教えてくれなかった 血算の読み方・
考え方. 医学書院; 2011. p.133）

明らかな脾腫と肝臓に軽度の deformity を認める.

- 反省すべきは，初診時に肝臓や脾臓を画像検査で評価しなかったことである．
- 軽度の血小板減少だけで血液検査所見にはほとんど異常がなかったが，肝硬変という重大な疾患が隠れていた．
- 本例で認めた PAIgG 高値は，ITP 診断の参考になっても根拠にはならない．γグロブリンが増加する肝硬変でも，PAIgG は非特異的に高値になる．
- 通常の血液生化学検査で肝機能がほぼ正常だからといって，肝硬変は否定できない．
- ITP と誤診しやすい疾患には，肝硬変以外に，偽性血小板減少症，薬剤性血小板減少症，慢性の代償性 DIC，SLE（全身性エリテマトーデス），先天性血小板減少症などがある．

Q3 肝硬変を見逃せばどうなる？

- 血液検査での肝障害の出現進行，血小板の進行性減少，分画正常の白血球減少，さらには食道静脈瘤破裂，肝不全，肝細胞癌をきたす 図13 ．

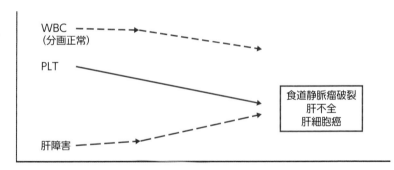

図13 肝硬変の経時的変化

POINT
- ☑「白血球・赤血球正常＋血小板減少＝ITP」とは限らない．
- ☑ ITP と誤診しやすい疾患は多い．
- ☑ 肝硬変を見逃さないためには画像診断が必要．

参考文献

1) 岡田　定. 誰も教えてくれなかった　血算の読み方・考え方. 医学書院; 2011.

2) 特集 / もう見逃さない！ 迷わない！ 非血液専門医のための血液診療. medicina. 2014; 51(3).

3) 岡田　定（編著），樋口敬和，森　慎一郎（著）. レジデントのための血液診療の鉄則. 医学書院; 2014.

4) 宮崎　仁（編）. 血液疾患診療ナビ―あなたが診ても，ここまでわかる！ 改訂 2 版. 南山堂; 2016.

5) 岡田　定. 見逃してはいけない血算. 日経 BP 社; 2016.

6) 岡田　定（編著），樋口敬和（著）. 診療所 / 一般病院の血液診療 Do & Don't. 日本医事新報社; 2018.

7) 本田孝行. 検査値を読むトレーニング―ルーチン検査でここまでわかる. 医学書院; 2019.

8) 岡田　定. どんな薬よりも効果のある治療法. 主婦の友社; 2019.

9) 國松淳和. 病名がなくてもできること―診断名のない 3 つのフェーズ 最初の最初すぎて診断名がない あとがなさすぎて診断名がない 不明・不定すぎて診断名がない. 中外医学社; 2019.

10) 岡田　定. リモート診療 ― 病院に行きたくない時の名医との 33 の Q & A. 主婦の友社; 2020.

11) 岡田　定. 内科医の私と患者さんの物語 ― 血液診療のサイエンスとアート. 医学書院; 2021.

文献

索引

索引

113

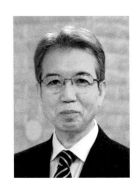

著者略歴

岡田 定 おかだ さだむ

1981年 大阪医科大学卒業
1981年 聖路加国際病院内科レジデント
1984年 昭和大学藤が丘病院血液内科
1993年 聖路加国際病院血液内科
2007年 同血液内科部長
2011〜2013年 同内科統括部長
2016年 同人間ドック科部長
2020年 西崎クリニック

時間軸で捉える血算 ～線で考える～　　　　　ⓒ

発　行　　2021 年 2 月 10 日　1 版 1 刷

著　者　　岡田　　定

発行者　　株式会社　中外医学社
　　　　　代表取締役　青木　　滋
　　　　　〒162-0805　東京都新宿区矢来町 62
　　　　　電　　話　　(03) 3268-2701 (代)
　　　　　振替口座　　00190-1-98814 番

印刷・製本 / 三和印刷(株)　　　　　　　＜ SK・HU ＞
ISBN978-4-498-22528-2　　　　　　　　Printed in Japan